骨科手术麻醉
经典病例与超声解剖

Anesthesia for Orthopedic Surgery
Classic Cases & Sonoanatomy

江 伟 仓 静 主编

内容提要

本书是一部综合讲述现代骨科手术麻醉理念和方法的专业书籍,全书分为"经典病例"和"超声解剖"两大部分,形式新颖,内容丰富。第一部分"经典病例"共 14 章,每个章节围绕一个骨科经典病例提出相关问题,以问答的形式引导读者思考、释疑,既有常见的临床知识点,又有各种疑点、难点和盲点,总计 177 个问题,包含术前评估与准备、术中管理、术后管理,涉及麻醉知识、骨科手术、并发症诊断与处理等多个层面,所有问题的解答都结合了我们的临床经验和最新的循证依据。第二部分"超声解剖"共 37 章,以图谱的形式直观生动地将体表定位、超声影像和局部解剖关联起来,读者可以找到第一部分提及的所有超声引导神经阻滞技术。本书适合各级医疗单位的麻醉科医师、疼痛科医师、骨科医师及相关专业医务工作者参考阅读。

图书在版编目(CIP)数据

骨科手术麻醉经典病例与超声解剖 / 江伟,仓静主编 . — 上海:上海交通大学出版社,2017(2019 重印)
ISBN 978-7-313-17950-0

Ⅰ . ①骨… Ⅱ . ①江… ②仓… Ⅲ . ①骨疾病 – 外科手术 – 麻醉 – 研究 Ⅳ . ① R68

中国版本图书馆 CIP 数据核字(2017)第 197547 号

骨科手术麻醉经典病例与超声解剖

主　　编: 江 伟 仓 静
出版发行: 上海交通大学出版社　　　　　　　地　　址: 上海市番禺路 951 号
邮政编码: 200030　　　　　　　　　　　　　电　　话: 021-64071208
印　　制: 苏州市越洋印刷有限公司　　　　　经　　销: 全国新华书店
开　　本: 889mm×1194mm 1/16　　　　　　印　　张: 15.25
字　　数: 262 千字
版　　次: 2017 年 8 月第 1 版　　　　　　　印　　次: 2019 年 4 月第 2 次印刷
书　　号: ISBN 978-7-313-17950-0/R
定　　价: 280.00 元

编者名单

主　　编：江　伟（上海交通大学附属第六人民医院）

　　　　　仓　静（复旦大学附属中山医院）

副 主 编：王爱忠（上海交通大学附属第六人民医院）

　　　　　赵达强（上海交通大学附属第六人民医院）

　　　　　张　宇（上海交通大学附属第六人民医院）

主　　审：孙大金（上海交通大学医学院附属仁济医院）

　　　　　杭燕南（上海交通大学医学院附属仁济医院）

　　　　　薛张纲（复旦大学附属中山医院）

主编助理：刘金变（上海交通大学附属第六人民医院）

编　　者：

上海交通大学附属第六人民医院（排名不分先后）

江　伟　王爱忠　赵达强　张　宇　刘金变　胡　倩　李颖川　张俊峰　张　晖

薛　瑛　徐　杨　张清福　殳卓琳　王海燕　吴　滨　吴军珍　许　涛　杨永刚

严　海　姚　军　张晓丽　曾　真　赵霖霖　周全红　崔德荣　王学敏　王晓峰

汪其赟

复旦大学附属中山医院（排名不分先后）

仓　静　张晓光　费　敏

前 言

长期以来，我们一直想编写一部关于骨科临床麻醉的专业书籍，一是因为自 1963 年世界首例断指再植成功以来，上海交通大学附属第六人民医院的骨科专业不断发展壮大，为我们提供了相当广阔的临床麻醉实践平台；二是因为近年来超声可视化技术发展迅猛，我们是国内较早开始在临床实践这一技术的，十多年来积累了超过 10 万例临床实战案例。超声可视化技术为临床麻醉打开了全新的视野和广阔的前景，已经有很多渠道可以获取相关知识，国内的认知度和参与度正不断扩大，我们希望借此机会和麻醉界的朋友们分享和交流经验。

两年前，我们启动编纂工作，希望为读者带来一部紧密结合临床、知识面广、可读性强、参考意义大且特点鲜明的专业书籍。两年来，我们秉持初心，精心构思，将书籍分为"经典病例"和"超声解剖"两大部分，形式新颖，内容丰富，具有独创性，相信你打开书本的瞬间会有耳目一新之感。据笔者了解，目前国内外尚无类似的参考书。

本书的目的不是制订和传授规则，而是讲述如何灵活有效地运用规则。第一部分我们共精选了临床工作中的 14 个病例，每个病例自成章节，基本涵盖了骨科手术麻醉的全部领域。以骨科经典病例为切入点，围绕病例提出相关问题，以问答的形式引导读者思考、释疑，所有问题的解答都结合了我们的临床经验和最新的循证依据，旁征博引，融会贯通。例如高龄患者行髋关节置换术的麻醉，我们结合快速康复医学的理念进行了系统的解析。第二部分是超声解剖，以图谱的形式将体表定位、超声影像和局部解剖关联起来，这或许是您所见过的最立体、最直观的图谱表现方式，读者能做的不仅是学习解剖、按图索骥，更能举一反三，直到得心应手。37 套超声图谱与第一部分提及的所有超声引导神经阻滞技术一一对应，既有国内外最新的临床技术，例如理想的臂丛连续阻滞位置-肋锁间隙，也有我们摸索出的新型阻滞方法，例如全新扫描平面下的喉上神经阻滞等。

两个部分前后呼应，相得益彰，通而不局，精而不杂。我们力求带给读者的不止是"原来如此"，还有"原来还能这样！"。相信本书不仅能让广大的麻醉科同仁可以从中受益，而且对骨科医师也具有一定的参考价值。

全书编纂期间，编纂人员汇集了上海交通大学附属第六人民医院和复旦大学附属中山医院的众多中青年医师，全体人员群策群力，精益求精，潜心编修，几易其稿，终于打磨成今天这样一部独具特色的临床麻醉工具书，凝集了我们最大的能力、精力和诚意。

　　本书的成功面世有赖于上海交通大学出版社的大力协助。衷心感谢孙大金教授、杭燕南教授、薛张纲教授严谨细致的审稿，并给出中肯的建议。最后要对读者的包容和支持表示诚挚的谢意，敬请斧正疏漏、共同交流进步。

2017 年 7 月

编　者

目录
Contents

下肢

躯干

连续神经阻滞

索引

第一部分

经典病例

上肢手术的麻醉 ①

问题摘要

（1）臂丛是如何走行和分布的？

（2）哪些部位骨折能引起桡神经、尺神经和正中神经损伤？

（3）上肢手术麻醉选择有哪些方法？

（4）臂丛阻滞的入路如何选择？

（5）臂丛阻滞后发生 Honer 综合征的机制是什么？如何处理？

（6）臂丛阻滞后对肺功能有何影响？

（7）上肢手术后如何镇痛？

（8）术后臂丛损伤原因有哪些？如何处理？

病例摘要

患者，女，59 岁，滑倒后致右上臂畸形、疼痛、肿胀，右手腕下垂，右手背侧皮肤感觉迟钝 4 h 而入院。患者有慢性阻塞性肺病 8 年。胸部 X 线检查：肺纹理增粗，部分呈蜂窝状或卷发状阴影。肺功能检查：严重通气功能障碍，FEV_1/FVC 0.45。血气分析：pH 7.31，PaO_2 58 mmHg，$PaCO_2$ 50 mmHg，BE −2.1 mmol/L。心电图检查：房颤，心室率 90 次/min。心脏超声检查：右心室增大，右心室收缩功能降低，EF 55%。右肱骨 X 线正侧位片检查：肱骨中下段斜形骨折。拟行"肱骨骨折钢板螺丝钉内固定术"。

一、术前评估与准备

【问题1】肱骨干骨折流行病学特征如何？

肱骨干骨折系指肱骨外科颈以下 1~2 cm 至肱骨髁上 2 cm 之间的骨折，占全身骨折的 1.31%。肱骨干骨折高发年龄段为 21~30 岁，平均年龄呈增长趋势，男性多于女性。多发于肱骨干的中部，其次为下部，上部最少。肱骨中下 1/3 骨折易合并桡神经损伤，下 1/3 骨折易发生骨不连。

【问题2】肱骨干骨折如何分型？手术方式有哪些？

常用长管状骨骨折综合分类系统，即"AO 分型"，分为 A、B、C 3 型，各自又分 3 个亚型（见

图 1-1)。

A 型：简单骨折。A1 螺旋形简单骨折，A2 斜形简单骨折（≥30° 角），A3 横断简单骨折（<30° 角）。

B 型：楔形骨折。B1 螺旋楔形骨折，B2 弯曲楔形骨折，B3 碎裂楔形骨折。

C 型：复杂骨折。C1 螺旋复杂骨折，C2 多段复杂骨折，C3 无规律复杂骨折。

肱骨干骨折手术方式包括钢板螺丝钉内固定、顺行或逆行交锁髓内钉（见图 1-2）、外固定支架等。

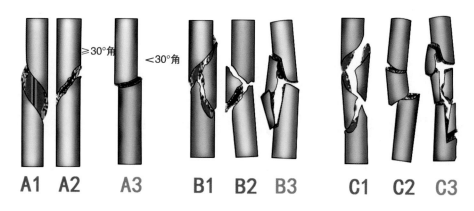

图1-1 肱骨干骨折的AO分型

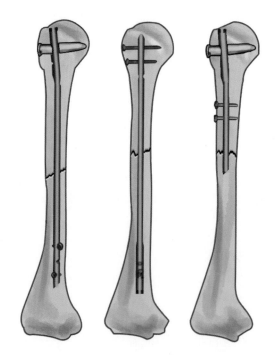

图1-2 肱骨骨折交锁髓内钉内固定

【问题3】上肢的感觉神经如何分布？

除肋间臂神经外，臂丛的其他神经都从肌间沟通过。臂丛来源于颈神经的第5、6、7、8前支和第1胸神经，有时也有来自第4颈神经和第2胸神经。离开椎间孔后，这些神经向前、外侧行进，到达前、中斜角肌间隙。在这一段上，神经根形成3个主要的神经干，根据它们相互间的位置可分为：上干（$C_{5\sim6}$），中干（C_7），和下干（C_8，T_1）。在相当于锁骨中段水平处，每一干又分成前、后两股。上干与中干的前股组成外侧束，下干的前股组成内侧束，3个主要神经干的后股组成后束。各束在喙突平面分出神经支，外侧束分出肌皮神经和正中神经外侧头，后束分为腋神经和桡神经，内侧束分出尺神经、臂内侧皮神经、前臂内侧皮神经和正中神经内侧头（见图1-3）。各神经皮肤感觉支配如下：

（1）腋神经（$C_{5\sim6}$）：支配三角肌表面的皮肤。

（2）肌皮神经（$C_{5\sim7}$）：支配前臂前外侧的感觉。

（3）桡神经（$C_{5\sim8}$，T_1）：分布臂后皮肤、臂外侧皮肤、前臂后皮肤、手背桡侧半和桡侧两个半手指近节背面的皮肤。

（4）正中神经（$C_{5\sim8}$，T_1）：支配掌心、桡侧3个半手指掌面及其中远节指背的皮肤感觉。

（5）尺神经（C_8，T_1）：手背支支配手背尺侧半、小指、环指和中指尺侧半背面皮肤，尺神经的浅终支分布于小鱼际、小指和环指尺侧半掌面的皮肤（见图1-4）。

（6）臂内侧皮神经（T_1）：支配臂内侧皮肤，上臂内侧、后侧皮肤有肋间臂神经（T_2）参与支配，两神经有交通（见图1-5）。

（7）前臂内侧皮神经（T1）：支配前臂内侧皮肤。

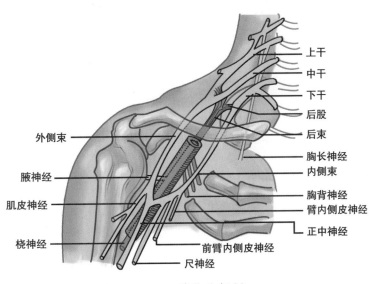

图1-3　臂丛的解剖

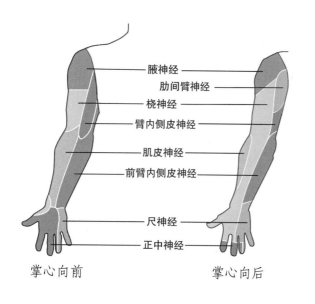

图1-4　臂丛的皮区分布

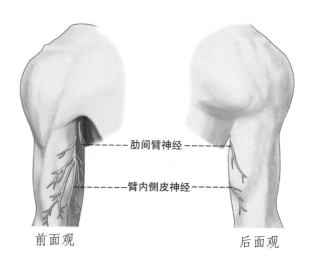

图1-5　臂内侧皮神经和肋间臂神经解剖

【问题4】麻醉前如何评估与准备？

明确是开放性骨折还是闭合性骨折。开放性骨折往往需急诊手术，患者可能失血过多，饱胃，甚至并发症状和体征尚不明显的颅脑外伤、心胸外伤或腹部外伤。患者的既往病史有时也不清楚。麻醉风险大，整个围手术期需密切观察。闭合性骨折一般为择期手术，准备时间充足，合并外伤已明确或已排除，没有休克和饱胃情况，麻醉处理相对简单。

此患者为闭合性肱骨骨折合并桡神经损伤。通过询问病史，了解受伤情况和过去病史，观察患者的反应和意识状态，呼吸是否平稳，口唇和眼睑颜色，测定血压、心率、脉搏血氧饱和度（SpO_2）。除常规术前实验室检查外，怀疑胸部外伤应做胸部 X 线检查。怀疑颅脑受伤时行 CT 或核磁共振检查，怀疑腹部损伤时应行 B 超检查。

此患者有慢性心肺疾患病史，肺功能检查提示严重通气功能障碍；心脏超声右心室增大，射血分数（EF）55%，心房内未见血栓。心电图（ECG）检查示房颤，心室率（90 次 /min）控制良好。

【问题5】麻醉方法如何选择？

此患者有以下两个特点：一是有慢性阻塞性肺疾病、房颤和心功能降低；二是合并桡神经损伤。神经阻滞时能保留自主呼吸，能主动咳出气道分泌物，对心功能和血管外周阻力的影响小，所以即使有神经损伤，应首选臂丛阻滞。神经损伤不是神经阻滞的绝对禁忌证，但术前明确有助于麻醉选择和减少医患纠纷。神经损伤表现分为两种：一种是神经功能丧失或减弱，受伤神经所支配的感觉消失、运动障碍，不伴有疼痛，如神经离断的患者；另外一种神经损伤患者表现为明显疼痛，甚至痛觉过敏，常见于神经受压、药物刺激等。神经损伤患者的手术部位通常由此神经受伤部位以上的神经分支或其他神经支配（如桡神经损伤探查部位可涉及腋神经和肌皮神经等），可以实施受伤近端的神经阻滞。建议只进行单次阻滞，利于术后病情观察。臂丛阻滞时可行复合镇静或喉罩麻醉，减少患者紧张情绪，完善麻醉效果。如患者不愿接受臂丛阻滞或不具备臂丛阻滞技术，也可选用气管内插管全身麻醉，但对呼吸循环影响较大。

知识点→肱骨骨折易损伤桡神经

肱骨干骨折的患者中桡神经受累的占5%~10%。这与桡神经的解剖路径有关，桡神经紧贴肱骨干后方的桡神经沟走行，如果遇到较大的暴力，骨折移位较多或搬运过程中缺乏有效的固定措施，均可造成桡神经损伤。桡神经损伤后的表现：腕不能背伸，不能跷大拇指，不能把手完全伸直，手背虎口区感觉麻木。肱骨下端骨折向前移位可损伤正中神经，尺神经沟部位的骨折易损伤尺神经。

二、术中管理

【问题6】如何实施臂丛阻滞？

神经阻滞之前可静脉给予咪达唑仑1~2 mg，芬太尼50 μg。监测血压、心电图和SpO$_2$，必要时吸氧。

超声引导下的臂丛阻滞效果好、并发症少。选用肌间沟入路或锁骨上入路，联合腋窝入路效果更好。先在肌间沟入路或锁骨上入路注入0.375%~0.5%的罗哌卡因20 ml，然后轻轻外展上肢，在腋窝入路注入0.375%~0.5%的罗哌卡因15 ml，在腋动脉外上方皮下注入罗哌卡因5 ml，以阻滞肋间臂神经（见超声解剖图17，图18，图20）。

知识点→臂丛入路选择和手术部位

手术部位在近端和外侧，可选近端入路，手术部位在远端和尺侧，应选远端入路。手术部位广泛时，推荐合并肌间沟和腋路，但注意麻醉药物总量不要超过极限量。

【问题7】腋路、肌间沟、锁骨上、锁骨下臂丛阻滞的优缺点分别是什么？

腋路臂丛阻滞的优点是容易实施，尺侧阻滞完全，除了局麻药中毒外，不会出现气胸、Honer综合征、膈神经阻滞、椎管内阻滞等其他严重的并发症；缺点是肱骨近端、肩关节手术等上肢近端手术阻滞效果不好。

肌间沟臂丛阻滞的优点是容易实施，主要用于上肢近端手术；缺点是尺侧阻滞效果差，几乎都会阻滞膈神经。

锁骨上臂丛阻滞的优点是神经比较集中，位置表浅，阻滞的范围相对大；缺点是距离肺尖太近，易发生气胸。

锁骨下阻滞的优点是尺侧阻滞完全；缺点是位置相对较深，操作较困难，后束离肺较近，易发生气胸，上肢近端效果差。

知识点→Honer综合征

肌间沟和锁骨上臂丛神经阻滞会引起颈交感神经麻痹，即 Honer 综合征，表现为阻滞侧瞳孔缩小、眼球内陷、上睑下垂、患侧面部潮红及无汗。如出现，可向患者解释清楚，一般无须特殊处理。

【问题8】行肌间沟臂丛阻滞的患者主诉呼吸困难，将如何处置？

肌间沟臂丛阻滞的患者发生呼吸困难，大多数为膈神经阻滞后的膈肌麻痹所致，多为轻度呼吸困难或呼吸感觉改变，可首先应用鼻导管或面罩吸氧，向患者解释不必紧张并进行观察，大多数患者半小时后即可缓解。如果呼吸困难不缓解或进行性加重，应考虑气胸的可能。

【问题9】肌间沟臂丛阻滞后膈肌麻痹的发生率是多少？

膈神经主要由颈3、4、5神经的前支组成，先走

行于前斜角肌上端的外侧，继沿该肌前面下降至其内侧，在锁骨下动、静脉之间经胸廓上口进入胸腔。另外，有 48%~74% 的人有 1~4 支副膈神经，多为单侧，大多数从颈5或颈5、6神经的前支发出，在膈神经的内侧或外侧走行，在锁骨下静脉附近加入到膈神经（见图 1-6）。肌间沟臂丛阻滞后单侧膈肌麻痹的发生率几乎为 100%，多发生在阻滞后 15 min 内。单侧膈肌麻痹肺活量下降约 30%，由于人体的肺通气功能有较大的储备能力、膈神经的不完全阻滞及未阻滞副膈神经等原因，对大多数患者平静状态时的通气量无明显影响，但有少数患者（特别是术前合并有呼吸功能障碍的患者）有胸闷、气短表现，症状会在吸氧后缓解。双侧完全性膈肌麻痹时，肺活量下降约 80%，患者表现为呼吸费力，严重的有呼吸困难，腹部反常呼吸（吸气时腹部凹陷）和辅助呼吸肌运动增强。膈肌运动在阻滞 3~4 h 后恢复正常，术后不会进一步恶化。

锁骨上臂丛阻滞时膈神经阻滞的发生率较低，锁骨下和腋路臂丛阻滞时不会发生膈神经阻滞。

【问题10】有何措施可降低肌间沟臂丛阻滞后膈肌麻痹发生率？

采用超声引导肌间沟臂丛阻滞相较于神经刺激器引导膈肌麻痹发生率降低。将局麻药剂量控制在 10 ml 以内可以降低膈肌麻痹的发生率。另外，将针尖置于离肌间沟臂丛神经后缘 4 mm 的部位进行局麻药注射也可以减少膈肌麻

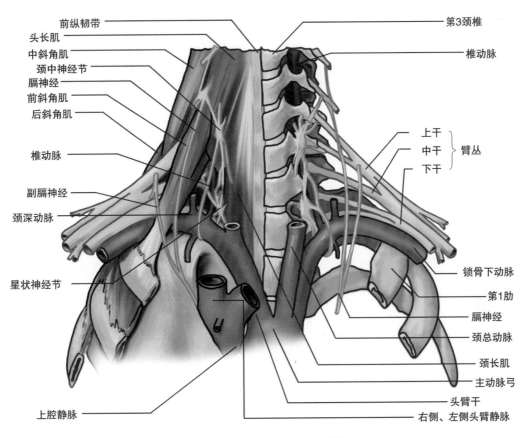

图1-6　膈神经和副膈神经解剖

图中标注：前纵韧带、头长肌、中斜角肌、颈中神经节、膈神经、前斜角肌、后斜角肌、椎动脉、副膈神经、颈深动脉、星状神经节、上腔静脉、第3颈椎、椎动脉、上干、中干、下干（臂丛）、锁骨下动脉、第1肋、膈神经、颈总动脉、颈长肌、主动脉弓、头臂干、右侧、左侧头臂静脉

痪的发生。

【问题11】腋路臂丛阻滞和肌间沟臂丛阻滞通常最容易遗漏哪些神经？你将如何避免上述问题的发生？

传统的腋路臂丛阻滞最容易遗漏肌皮神经和腋神经，因为这两个神经从腋鞘发出的位置比较高，以往的改善方法是大容量局麻药（40 ml），压迫注射部位下端和注射后患肢靠近躯体放置。使用超声引导的神经阻滞时，可分别单独阻滞它们。肌皮神经在腋动脉的外下方，腋神经在四边孔的部位。肋间臂神经支配上臂内上侧的皮肤，通过在腋动脉上方的皮下注射3~5 ml局麻药即可阻滞。

肌间沟臂丛阻滞时，发自下干的神经（C_8，T_1），即尺神经、臂内侧皮神经和前臂内侧皮神经常阻滞不全。大容量局麻药（40 ml）和压迫注射部位上端是常用的改善方法。推荐最安全和有效的办法是肌间沟复合腋路臂丛阻滞。

【问题12】实施腋路臂丛阻滞后，患者主诉止血带疼痛，你将如何处理？

在腋动脉上方的皮下注射 3 ml 局麻药阻滞肋间臂神经；静脉注射 50~100 μg 的芬太尼；效果不佳时，可给予静脉麻醉或吸入麻醉。如果手术条件允许，可暂时放开止血带，过一段时间再充气。

【问题13】如果需实施双侧臂丛阻滞，你会如何选择入路？

可一侧选择腋路，另一侧选择肌间沟或锁骨上入路。避免同时行双侧肌间沟或锁骨上入路，因为存在双侧膈神经阻滞、双侧喉返神经阻滞和气胸的风险。也可行双侧腋路阻滞，但应注意局麻药不要超过极限量。

知识点→喉返神经阻滞

臂丛阻滞后有 1%~2% 的患者出现喉返神经阻滞。单侧喉返神经阻滞时，患侧声带外展及内收功能均消失。检查见声带固定于旁中位，发音时声带不能闭合，发音嘶哑无力，一般呼吸正常，但食物、唾液易误吸入下呼吸道，引起呛咳，术后应延迟进食时间。双侧喉返神经阻滞时，即可出现完全性麻痹：两侧声带居旁中位，既不能闭合，也不能外展，可发生呼吸困难和窒息，常需要行气管插管。喉返神经麻痹的时间根据局麻药的不同而不同，长效的局麻药可能会持续 24 h 以上。

三、术后管理

【问题14】术毕患者主诉呼吸急促，你将如何处理？

臂丛阻滞的患者术毕出现呼吸急促和困难，需要排除气胸的可能。如有皮下气肿则提示气胸。如果确诊为气胸（患侧呼吸音降低，胸片检查示肺压缩），需明确肺压缩程度，50% 以上多需要治疗，可在第 2 肋间放置粗针头排除气体，或放置胸腔引流管接引流瓶。

【问题15】患者如何进行术后镇痛？

可选择患者自控静脉镇痛或连续臂丛置管镇痛（见超声解剖图 47），同时口服非甾体类抗炎药作为镇痛方案的一部分。

【问题16】术后第 2 天，患者主诉右前臂和右手持续麻木、感觉异常，你将如何处理？

多种因素会引起术后上肢麻木：受伤时的直接神经损伤，受伤后的不适当搬动致肱骨断端损伤神经，术中上肢放置位置不当引起神经受压，术中使用牵引，术后包扎过紧，术后神经阻滞效果未退，等等。排除这些原因之后，再考虑麻醉操作和局麻药神经毒性反应所致的神经功能障碍。既往损伤、糖尿病和酒精性神经病变也可引起神经功能障碍。

仔细询问既往史和现病史，所用的局麻药物、浓度和剂量及合用药物，穿刺时是否有异感，阻滞起效时间和消退时间。

详细的体格检查明确受损神经，有助于鉴别诊断。麻木呈手套或袜套样分布提示止血带损伤，神经异感呈皮区分布提示穿刺针引起的损伤。肌电图和神经传导检查也有利于临床诊断和评估。

大多数神经损伤（特别是穿刺损伤）可以在数天或数周内恢复，极少数出现永久性损伤。镇痛、理疗、神经营养治疗是常用方法。必要时请疼痛科和神经科医生会诊。

此患者术前已有桡神经损伤，术中进行了探查和相应处理。术后第2天右手麻木仍考虑为术前存在的桡神经损伤并未恢复。如术后3个月无恢复或好转迹象，需要再次行神经探查手术。

（王爱忠 江 伟）

参考文献

［1］Albrecht E, Mermoud J, Fournier N, et al. A systematic review of ultrasound-guided methods for brachial plexus blockade[J]. Anaesthesia, 2016,71 (2):213-227.

［2］Nowakowski P, Bierylo A. Ultrasound guided axillary brachial plexus block. Part 2 – technical issues[J]. Anaesthesiol Intensive Ther, 2015,47 (4):417-424.

［3］Nowakowski P, Bierylo A. Ultrasound guided axillary brachial plexus plexus block. Part 1-basic sonoanatomy[J]. Anaesthesiol Intensive Ther, 2015, 47(4):409-416.

［4］Sadowski M, Tulaza B, Lysenko L. Renaissance of supraclavicular brachial plexus block[J]. Anaesthesiol Intensive Ther, 2014, 46(1):37-41.

［5］Stern C, Newsom C T. Infraclavicular brachial plexus block for regional anaesthesia of the upper arm[J]. Int J Evid Based Healthc, 2015, 13(1):35-36.

［6］Gaertner E, Bouaziz H. Ultrasound-guided interscalene block [J]. Ann Fr Anesth Reanim, 2012, 31(9):e213-e218.

［7］Ridge P. Complication following a brachial plexus block[J]. Vet Rec, 2014,174(24):614.

［8］王爱忠, 谢红, 江伟. 超声引导下的区域阻滞和深静脉穿刺置管[M]. 上海: 上海科学技术出版社, 2011:27-43.

肩关节镜手术的麻醉 ②

问题摘要

（1）肩袖损伤的流行病学特征有哪些？

（2）肩袖撕裂的分类和手术方式有哪些？

（3）肩部区域的神经分布如何？

（4）该患者还需做哪些术前检查与准备？

（5）如何选择麻醉方式？

（6）沙滩椅位对循环和脑灌注有什么影响？

（7）关节腔冲洗对患者有何潜在不利影响？

（8）术后拔除气管导管在什么条件下进行？

（9）该患者如何进行术后镇痛？

（10）术后对神经功能评估应考虑到什么？

病例摘要

患者，男，63岁，身高170 cm，体重82 kg，因不慎跌倒右肩着地导致右肩疼痛、活动障碍而入院。患者腹型肥胖，自诉有高血压病史，服用硝苯地平控释片（拜新同），30 mg，qd，血压控制良好。两年前曾因头晕行颅脑MRI检查示"腔隙性脑梗死"，具体治疗不详，之后再无头晕、头痛等症状。入院后检查：心率77次/min，血压156 mmHg/ 88 mmHg。心电图检查：窦性心律，Ⅱ、Ⅲ、AVF导联T波低平。MRI检查：右肩袖撕裂。拟行"肩关节镜下右肩袖修补术"。

一、术前评估与准备

【问题1】肩袖损伤的流行病学特征有哪些？

肩关节的结构相当复杂，它由盂肱关节、肩胛胸廓关节、肩锁关节和胸锁关节组成。它是全身最灵活的关节，同时也是稳固性最差的关节。

肩关节的稳定性由肩袖维持。肩袖是覆盖于肩关节前、上、后方的肩胛下肌、冈上肌、冈下肌、小圆肌等肌腱组织的总称（见图2-1）。

肩袖损伤除了引起疼痛外，还会造成肩关节活动受限和功能障碍，严重者可影响患者的日常生活。急性肩袖撕裂多因剧烈撞击导致；而慢

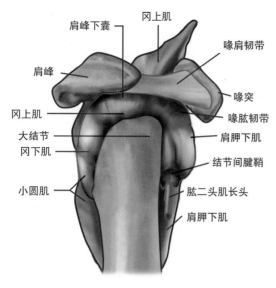

图2-1　肩袖相关解剖示意图

冈上肌
肩峰下囊
喙肩韧带
肩峰
喙突
冈上肌
喙肱韧带
大结节
肩胛下肌
冈下肌
结节间腱鞘
小圆肌
肱二头肌长头
肩胛下肌

性肩袖撕裂则由于反复进行肩关节过度外展活动，致使肩峰下撞击，反复摩擦而造成，典型患者人群如网球运动员、油漆工、木匠等。此外，肩袖撕裂的相关危险因素有：老年、男性、优势手臂、重体力劳动、既往创伤史、肩峰的形态、倾斜角度、肩峰韧带的大小、肩峰籽骨和肩锁关节骨赘等。其中，年龄、既往创伤史和优势手臂是其高危因素。

临床上肩袖损伤的发病率占肩关节疾患的17%~41%，其平均患病年龄为59.4岁。在一个大样本的尸体解剖研究中发现，肩袖损伤的发病率在17%，而年龄大于60岁的尸体解剖发现其发病率在30%。随着老年化的社会发展，肩袖损伤的发病率预计会进一步上升。

【问题2】肩袖损伤的分类和手术方式有哪些?

Neer将肩袖损伤分为三度：Ⅰ度为肩袖组织出血、水肿；Ⅱ度为肩袖纤维化；Ⅲ度为肩袖撕裂。肩袖撕裂又分为部分和全层撕裂。肩袖撕裂的分类很重要，它不仅能够提示肩袖撕裂的范围及肩袖撕裂的位置，更有助于肩袖撕裂的治疗。Ellman将肩袖部分撕裂分为三类：滑囊侧部分撕裂、肌腱内撕裂和关节侧部分撕裂。

而每一类根据撕裂深度又分为三度：Ⅰ度小于3 mm，Ⅱ度介于3~6 mm，Ⅲ度大于6 mm或超过肌腱全厚的50%（见图2-2）。

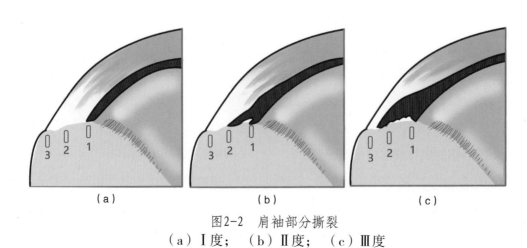

（a）　　　　　　　（b）　　　　　　　（c）

图2-2　肩袖部分撕裂
（a）Ⅰ度；　（b）Ⅱ度；　（c）Ⅲ度

全层撕裂根据撕裂长度分为四型：小于 1 cm 为小型撕裂，1~3 cm 为中型撕裂，3~5 cm 为大型撕裂，大于 5 cm 为巨大型撕裂。

肩袖撕裂后不但不能够自行愈合，而且随着时间的推移撕裂范围会逐渐增大。肩袖撕裂小于正常肌腱厚度的 50% 者可采用保守治疗。保守治疗无效或肩袖撕裂大于正常肌腱厚度 50% 者需采用手术治疗。手术治疗方式主要包括切开修复、小切口修复及肩关节镜下治疗。而肩关节镜下治疗已成为目前最常用的治疗方法。

肩关节镜手术的入路有以下 6 种：后部入路、前部入路、前上入路、关节窝中间入路、肩峰下入路和冈上肌入路（见图 2-3）。

【问题3】肩部区域的神经分布如何？

肩部的神经分布均来自颈丛和臂丛的分支。

支配肩部皮肤感觉的神经主要有：分布于肩锁关节顶部的颈丛分支-锁骨上神经（C$_{3~4}$）和分布于三角肌区及上臂上 1/3 外侧面的腋神经（C$_{5~6}$）的分支-臂外侧上皮神经（C$_{5~6}$）。

支配肩关节周围肌群的神经均来自臂丛神经，主要有支配冈上肌及冈下肌的肩胛上神经（C$_{4~6}$），支配大圆肌和肩胛下肌的肩胛下神经（C$_{5~6}$），支配小圆肌和三角肌的腋神经（C$_{5~6}$）。

另外，肩胛上神经（C$_{4~6}$）还支配肩锁关节及部分盂肱关节的感觉；腋神经（C$_{5~6}$）支配关节囊下部及盂肱关节的感觉（见图 2-4）。

【问题4】该患者还需做哪些术前检查和准备？

肩关节镜手术因视野局限，术中一般需控制性降压才能完成手术。故需对术中能否实施控制性降压及控制性降压程度做进一步评估。

该患者有高血压、腔隙性脑梗死病史，围术期再发脑梗死风险明显增加。建议行双侧颈

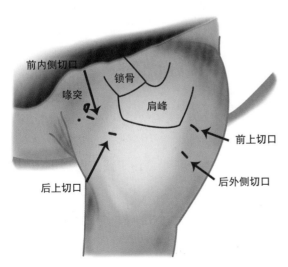

图2-3 肩关节表面标志和体表定位

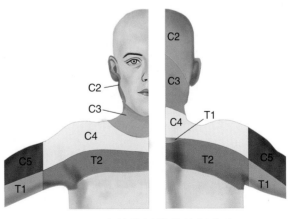

图2-4 肩关节区域的神经支配

动脉超声检查,评估颈动脉情况,避免围术期颈动脉斑块脱落发生脑梗死,同时判断颈动脉是否有狭窄或狭窄程度,评估能否耐受脑灌注压的降低。另外,患者需进行24 h动态血压监测,从而了解患者真实的基础血压,评估患者可以耐受的降压范围。

患者颈动脉超声检查未见异常;行24 h动态血压示平均血压145 mmHg/80 mmHg左右,夜间最低108 mmHg/60 mmHg,且第2天早晨晨起后无不适。认为患者可耐受术中平均动脉压在70 mmHg左右。手术医生与麻醉医生沟通后,决定于择日行手术治疗。

知识点→脑卒中与控制性降压

脑卒中患者在术中运用控制性降压一直存在争议。术中低血压时大脑动脉平均动脉流速降低明显,可能发生脑供血不足。一项名为POISE的临床观察试验结果显示,对48 241例行非心脏非颅脑手术患者行脑卒中临床危险因素分析发现,围术期血压下降,特别是平均动脉压下降大于基础值30%,时间维持10 min以上与术后缺血性脑卒中明显相关;围术期低血压不但可能直接造成缺血性脑卒中,而且在发生栓塞性脑卒中患者中,可造成脑梗死范围扩大。因此对围术期脑卒中风险高的患者,应谨慎应用控制性降压技术。

【问题5】如何选择麻醉方式?

全身麻醉和神经阻滞均能为肩关节镜手术提供有效的麻醉。单独应用神经阻滞,其优点在于操作简单,术后镇痛完善,有利于患者术后早期活动。但是,由于肩关节腔的冲洗可导致颈肩部水肿,限制了颈部活动度,并可能造成严重的上呼吸道水肿,同时患者术中呈沙滩椅体位或侧卧位,如单纯应用神经阻滞,患者的气道得不到有效的保护,一旦术中发生气道梗阻,可能发生气管插管困难。此外,因冲洗液造成颈肩部水肿的不适,患者在清醒状态下较难耐受。因而为了给患者提供气道安全保障和更舒适的麻醉过程,肩关节镜手术选择气管内插管全身麻醉是必要的,同时联合神经阻滞,以提供良好的术中及术后镇痛,有利于减少应激反应和循环管理。

二、术中管理

患者入准备室后给予心电图、无创血压监测,心率78次/min,血压170 mmHg/90 mmHg,SpO$_2$ 96%。开放外周静脉,静注咪达唑仑1 mg和芬太尼50 μg镇静,10 min后血压150 mmHg/86 mmHg。常规消毒后,于超声引导下行右侧颈浅丛和肌间沟臂丛阻滞(见超声解剖图15,图17),各注射0.5%罗哌卡因5 ml和15 ml。10 min后测试效果满意。

常规全身麻醉诱导、气管插管顺利,心率

69 次 /min，血压 118 mmHg/67 mmHg，SpO₂ 100%。5 min 后，抬高患者头部放置沙滩椅位，心率突然减慢至 40 次 /min 左右，测血压 72 mmHg/38 mmHg，立即静注麻黄碱 10 mg，效果不理想，即将患者头部降低放回平卧位，心率、血压恢复正常。予以补充乳酸钠林格氏液 300 ml 后再缓缓抬高头部，此时心率 72 次 /min，血压 102 mmHg /65 mmHg，平稳后开始手术。手术于 1 h 后顺利结束。

【问题6】患者于全身麻醉后摆放沙滩椅位时突发低血压、心率减慢的原因是什么？

考虑为 Bezold–Jarisch 反射（BJR）引起的循环抑制。

BJR 系容量减少引起的血管 – 迷走神经反射。在左心室壁存在压力感受器，当左心室内容量降低时兴奋，触发 BJR，使心率减慢和血压降低。

BJR 的作用机制包括两个方面：一是静脉淤血导致回心血量降低 / 相对低的左室充盈度（坐位所致的静脉血液蓄积合并围术期禁食后导致的相对低血容量状态）；二是心（室）肌收缩亢进（肾上腺素的 β 肾上腺素能效应），增加的肾上腺素水平可能是由于内源性的静脉回心血量减少及颈动脉压力感受器受刺激，或外源性的局麻药或冲洗液中的肾上腺素吸收。在这种情况下，低血容量所诱发的心室收缩亢进使心室内机械压力感受器（C 纤维）受刺激，引起一

些易感患者交感功能突然减退和迷走神经张力增加，导致心动过缓和低血压。

在患者麻醉后（包括全身麻醉或单纯臂丛阻滞）摆放沙滩椅体位时回心血量突然降低，BJR 引起循环抑制，临床表现为突然低血压、心动过缓，清醒患者有头痛、恶心呕吐，严重者可导致心搏骤停。

预防措施包括：①预先给予患者一定的容量补充；②预防性使用抗胆碱药；③有研究建议，预防性给予 β 受体阻滞剂，在容量减少的早期、心肌收缩增强及心率增加期间，阻滞 β 受体可防止因心室收缩增强导致的心室内机械压力感受器受刺激，从而可阻止 BJR 的发生。

BJR 所致的低血压和心动过缓，往往对格隆溴铵和阿托品无效，但对静脉注射麻黄碱（5~25 mg）或肾上腺素（5~15 μg）效果明显。

【问题7】沙滩椅体位对脑血供和氧供有何影响？

沙滩椅体位在肩关节镜手术中经常使用，其优点有：①气道易于控制；②解剖位置接近直立；③关节活动度大，利于关节内部的检查和医生的操作；④关节腔内出血少；⑤有利于借助肢体本身的重量进行关节牵引。然而，沙滩椅体位会减少脑动脉血流，造成脑灌注的不足而最终可引起一系列的并发症。

Papadonikolakis 等报道，沙滩椅位时大脑水平的血压比上臂测得的血压低 15~20 mmHg，与下肢血压之间的差值则可达 90 mmHg，而对于

存在颈内血管病变的患者，这个差值更大。

对于高风险患者，脑灌注压的降低是发生脑卒中的重要原因。Villevieille 等报道了 3 例沙滩椅体位的肩关节镜手术患者发生了脑卒中。有学者认为，肩关节镜手术中，当沙滩椅体位的角度在 45~90° 角时进行控制性降压易引起脑卒中。因此，为了避免脑血管意外，术中应维持收缩压 ≥ 90 mmHg 及收缩压、平均动脉压不小于基础值的 80%。在侧卧位下行肩关节镜手术可减少脑灌注不足的发生。

颈内静脉氧饱和度（SjO_2）或脑氧饱和度（rSO_2）监测在此类患者中使用有积极的意义。研究显示肩关节镜手术沙滩椅位是 SjO_2 下降的直接相关因素，虽然这种氧饱和度的下降和术后中枢神经并发症的关系如何并不清楚。SjO_2 低于 50% 被认为可出现脑低灌注，而低于 40% 被认为患者可出现脑缺血。另外，SjO_2 的下降有可能与术后早期认知功能障碍相关。

知识点→沙滩椅位的脑保护措施

为了避免肩关节镜手术中沙滩椅体位引起的低血压事件，可以采取以下预防措施：①沙滩椅体位下需特别注意血压测量的零点位置，应以外耳道高度作为血压监测的零点水平；②可行有创动脉血压监测，如果血压值降至基础值的 80% 以下，应给予相应的升高血压处理；③对于高风险患者，控制性降压不能低于某一安全值，这一安全值可以参考患者基础血压值而定；④预先给予患者一定的血容量补充及预防性使用抗胆碱药以减少 BJR 的发生。

【问题8】肩关节镜手术中关节腔冲洗可能对患者造成什么不利影响？

肩关节镜的手术术野包括肩关节腔和肩峰下的区域，为了使关节腔扩张及手术视野更清晰，术中要对关节腔进行持续加压冲洗，并且其冲洗量随手术时间延长而增加，有时可达十数升。肩关节腔是一个完全封闭的区域，但是肩峰下的区域并不是封闭的腔隙，当该区域压力过高时，冲洗液很容易渗透到组织疏松薄弱的颈部和胸壁，使颈部及胸壁液体蓄积，造成颈部、肩部和胸壁明显水肿，这些部位水肿一方面可造成气管旁间隙水肿、气管受压；另一方面，双侧颈部严重水肿时可压迫颈外静脉，影响静脉回流，导致口咽喉水肿，严重者造成呼吸道梗阻，甚至危及生命。

肩关节镜手术冲洗液渗出造成的问题与经尿道前列腺电切术（transurethral resection of prostate, TURP）综合征不同。肩关节镜手术的冲洗液是生理盐水，不会引起循环容量的低渗状态。关节腔内冲洗压力低，引流排出充分，全身吸收少，对全身循环容量影响也小。但当术中出现明显静脉破裂时，仍应警惕冲洗液大量进入循环导致全身血容量过多。

三、术后管理

【问题9】患者术后拔除气管导管应在什么条件下进行?

除了应满足常规拔除气管导管指征外,应注意此类手术患者冲洗液渗出可能导致颈部水肿压迫颈外静脉回流,从而存在上呼吸道梗阻的可能。

该患者术后 15 min,意识充分恢复,心率、血压正常平稳,自主呼吸频率 16 次 /min,呼吸不费力,潮气量 > 400 ml,呼吸空气条件下 SpO_2 为 98%,肌力恢复正常,特别要强调可以合作和保护气道(能遵指令抬头 5 s),张口无口腔内水肿,确认无舌体肿大。颈部无双侧严重水肿,气管可被触及。先将气管导管套囊放气,确认患者呼吸顺畅后再拔除气管导管。

【问题10】该患者如何进行术后镇痛?

影响肩关节术后疼痛的因素主要包括:术前宣教、性别、肩关节损伤类型、职业相关性损伤等。有研究表明,肩关节镜术后 24 h 内男性比女性的疼痛程度要高,24 h 后差异不明显。肩袖损伤、肩关节不稳、肩峰下撞击综合征患者,行关节镜下肩袖修补手术,其术后疼痛程度最高。

肩关节镜术后镇痛提倡多模式、个体化镇痛。单次肌间沟臂丛、颈浅丛阻滞复合患者静脉自控镇痛(patient controlled intravenous analgesia,

PCIA)或连续臂丛神经阻滞均可获得满意的术后镇痛效果。对于术后 24 h 出院的患者,出院后可口服非甾体类抗炎药。

【问题11】术后随访时对神经功能进行评估应考虑些什么?

麻醉医生在术后随访时应对术前所阻滞的神经进行术后功能的评估。如果发现有神经损伤,注意避免与手术操作引起的神经损伤相混淆。一项单中心、追溯 15 年资料的回顾性研究显示,1 596 例全麻下行肩关节手术的患者,部分在术后实施肌间沟臂丛阻滞镇痛,与未行肌间沟臂丛阻滞镇痛的患者相比,神经损伤发生率统计学上没有差异,作者认为臂丛阻滞没有增加这类手术患者术后神经损伤的风险。实际上,手术操作对神经的直接损伤是肩关节镜术后造成周围神经损伤的主要原因。肩关节镜手术引起的正中神经、腋神经、前臂内侧皮神经、肌皮神经、桡神经、尺神经、胸内侧皮神经、骨间前神经等损伤均有报道。另外,手术特殊的体位(沙滩椅位或侧卧位)、头托位置摆放不当、颈椎过伸或屈曲、肩关节牵引不当等均可能对周围神经造成牵拉、卡压等损伤。这种神经损伤约 80% 可完全恢复,但可能需要数周至数月的恢复时间。

当出现术后神经功能障碍时,应及时与手术医生沟通,明确病因,积极处理。

(叟卓琳 许 涛 曾 真)

参考文献

[1] Tashjian R Z. Epidemiology, natural history, and indications for treatment of rotator cuff tears[J]. Clin Sports Med, 2012, 31(4):589–604.

[2] Lehman C, Cuomo F, Kummer F J, et al. The incidence of full thickness rotator cuff tears in a large cadaveric population[J]. Bull Hosp Jt Dis, 1995, 54(1):30–31.

[3] Zumstein M A, Jost B, Hempel J, et al. The clinical and structural long–term results of open repair of massive tears of the rotator cuff[J]. J Bone Soint Surg Am, 2008 Nov, 90(11): 2423–2431.

[4] Yamamoto A, Takagishi K, Osawa T, et al. Prevalence and risk factors of a rotator cuff tear in the general population[J]. J Shoulder Elbow Surg, 2010, 19(3):116–120.

[5] Sviggum H P, Jacob A K, Mantilla C B, et al. Perioperative Nerve Injury After Total Shoulder Arthroplasty[J]. Regional Anesthesia and Pain Medicine, 2012, 37(5):490–494.

[6] Lee J H, Min K T, Chun Y M, et al. Effects of beach–chair position and induced hypotension on cerebral oxygen saturation in patients undergoing arthroscopic shoulder surgery[J]. Arthroscopy, 2011, 27(6):889–894.

[7] Papadonikolakis A, Wiesler E R, Olympio M A, et al. Avoiding catastrophic complications of stroke and death related to shoulder surgery in the sitting position[J]. Arthroscopy, 2008, 24(4):481–482.

[8] Jeong H, Jeong S, Lim H J,et al. Cerebral oxygen saturation measured by near–infrared spectroscopy and jugular venous bulb oxygen saturation during arthroscopic shoulder surgery in beach chair position under sevoflurane– nitrous oxide or propofol–remifentanil anesthesia[J]. Anesthesiology, 2012, 116(10):1047–1056.

[9] Villevieille T, Delaunay L, Gentili M, et al. Arthroscopic shoulder surgery and ischemic cerebral complications[J]. Ann Fr Anesth Reanim, 2012, 31 (9):914–918.

肩胛骨骨折手术的麻醉 ③

（1）肩胛骨骨折的流行病学特征有哪些？

（2）肩胛骨骨折的类型及手术适应证有哪些？

（3）肩胛骨骨折手术的常见手术入路有哪些？

（4）肩胛骨区域的神经分布如何？

（5）肩胛骨骨折术前需做哪些特殊检查？

（6）该患者术前病情评估及麻醉选择如何进行？

（7）胸椎旁间隙阻滞如何实施？

（8）如术中出现 SpO_2 下降，可能原因有哪些？

（9）术后拔除气管导管的时机是什么？

（10）该患者如何进行术后镇痛？

病例摘要

患者，男，60 岁，体重 80 kg，身高 170 cm，车祸伤致右肩背部疼痛、右肩关节活动受限入院。既往有高血压病史，未正规服药。有 20 年吸烟史，偶有咳嗽、咳痰。入院查体：意识清楚，体温 37.1℃，脉搏 90 次 /min，血压 150 mmHg /90 mmHg。胸部 X 线检查：右侧肩胛骨骨折，右侧锁骨骨折，右侧 4~7 肋骨多发骨折，右侧胸腔少量积液，右肺挫伤。心电图检查（ECG）：窦性心律，左室高电压。血气分析：pH 7.37，PaO_2 66 mmHg，$PaCO_2$ 50 mmHg，BE-3 mmol/L。拟行"右肩胛骨骨折、右锁骨骨折切开复位内固定术"。

一、术前评估与准备

【问题1】肩胛骨骨折的流行病学特征有哪些？

肩胛骨由肌肉包绕，因邻近胸壁，在受到暴力作用时，能得到很好的保护。在创伤患者中，

肩胛骨骨折仅占所有骨折的 0.4%~1%，其中肩胛骨体部骨折占 50%，肩盂窝骨折占 30.5%，肩胛冈及肩峰部骨折占 14%，肩盂颈部骨折占 4%，喙突部骨折占 1.5%。

肩胛骨骨折主要由直接暴力作用引起，肩胛骨

部位受到撞击可造成肩胛骨体部骨折。但喙突骨折往往由于肱二头肌短头及喙肱肌的强烈收缩造成撕脱性骨折。而肩盂部位骨折主要是由于前臂传递暴力使肩盂受到猛烈冲撞所致。

单独的肩胛骨骨折很少见，常因背面的直接暴力打击肩胛骨所致。在多发伤患者中，肩胛骨骨折往往提示有严重的胸部损伤，甚至包括胸主动脉的破裂。在所有肩胛骨骨折患者中，有25%的患者伴有同侧锁骨骨折，导致肩漂浮。肩胛骨有6种运动方式，分别是上提、下抑、外旋、内旋、外展及内收。肩胛骨如固定不动，上臂只能主动抬起至90°角，被动抬起至120°角。丧失肩胛骨活动时，肩部活动范围至少要减少1/3。

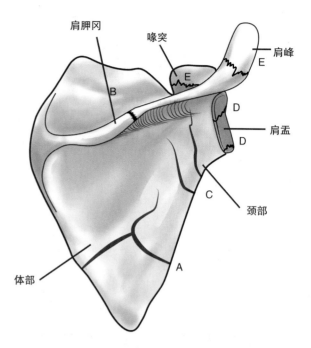

图3-1　肩胛骨骨折分型

【问题2】肩胛骨骨折的类型及手术适应证有哪些?

肩胛骨骨折按解剖部位可分为5种类型（见图3-1）。

A型：肩胛骨体部骨折

绝大多数的肩胛骨体部骨折可以采取保守治疗，只需制动关节直至疼痛消失。仅少数骨折块明显移位且影响肩胛骨或盂肱关节活动的病例，才需采取手术治疗。

B型：肩胛冈骨折

无移位的骨折可以采取保守治疗。移位的肩胛冈骨折有较高的不愈合率，并且骨折愈合不良可能会造成功能受限，所以移位的肩胛冈骨折需要手术治疗。

C型：肩胛颈骨折

肩胛颈骨折时肩盂骨折块通常向内侧移位，从而导致肩袖张力和工作长度的下降，肩关节功能受限。此外，肩盂骨折块会发生选择移位。由于肱三头肌长头腱的牵拉作用，肩盂关节面通常朝向下方，这样可能导致盂肱关节的不稳定。有学者提出，肩胛颈短缩超过1 cm和旋转超过40°角应考虑进行切开复位行内固定。

D型：累及关节面的骨折

前下方的肩盂骨折发生移位时，需手术治疗来重建其关节面，即使很小的骨折块也需手术治疗以避免盂肱关节不稳定的发生。多数学者建议对于肩盂的移位骨折要进行切开复位内固定治疗，治疗目的是恢复关节面的完整性，避免创伤后关节炎的发生。

E型：肩胛颈骨折和同侧锁骨骨折

肩胛颈骨折和同侧锁骨骨折说明肩关节上方悬吊复合体（super shoulder suspensory complex，SSSC）至少有两处受损。如果骨折移位，易造成"漂浮肩"，肩盂关节面会旋转向下，不论初始的移位情况如何，为避免肩胛带严重短缩，以及由于外展乏力、活动度下降造成的肩关节功能受限，均建议行切开复位内固定治疗。

知识点→肩关节上方悬吊复合体（SSSC）

肩关节上方悬吊复合体是由锁骨远端、肩锁关节和韧带、肩峰、关节盂、肩胛颈、喙突和喙肩韧带组成的环行结构，主要作用是维持上肢和躯干的稳定，上方的支柱为锁骨中部，下方的支柱为肩胛骨的外侧缘（见图3-2）。

【问题3】肩胛骨骨折手术的常见手术入路有哪些？

肩胛骨骨折有3种标准手术入路，选择哪种手术入路应根据骨折的形态而定。

（1）三角肌胸大肌入路：该入路可以用于肩盂前下缘的骨折。

（2）上方入路：这一入路适合肩盂上方的

骨折固定。

（3）后方入路：这一经典入路是由 Judet 提出的（见图3-3），可以暴露肩胛骨体部、肩胛颈和肩盂后方。

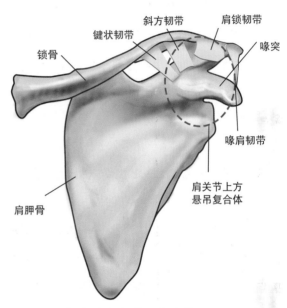

图3-2　肩关节上方悬吊复合体(SSSC)示意图

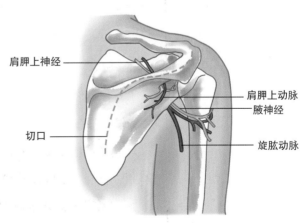

图3-3　肩胛骨骨折后方入路示意图

【问题4】肩胛骨区域的神经分布如何？

肩胛骨区域的神经支配比较复杂。浅层痛觉纤维主要来自脊神经 $T_{1\sim6}$ 的皮支和颈丛浅支（主要是 C_4）；肌肉的运动和感觉主要由副神经（第11对脑神经）和来自臂丛的肩胛背神经(C_5)、腋神经（$C_{5\sim6}$）、肩胛上神经（$C_{5\sim6}$）等支配（见图3-4、图3-5）；而骨膜痛觉纤维主要由脊神经 $T_{1\sim6}$ 后支的皮支支配。

【问题5】肩胛骨骨折术前需做哪些检查？

除常规术前检查外，肩胛骨骨折常因合并有胸部损伤，术前需常规行X线胸片检查及血气分析，必要时行胸部CT检查以明确诊断。有些类型肩胛骨骨折可能伴有神经损伤，如肩胛颈骨折时，走行于肩胛上切迹中的肩胛上神经有损伤的可能，可通过肌电图检查以确诊有无

肩胛上神经损伤。当怀疑腋神经损伤时，也可做肌电图检查来协助诊断。

【问题6】该患者术前病情评估及如何选择麻醉？

该患者合并多发肋骨骨折、肺挫伤及胸腔积液，必要时术前需给予胸腔闭式引流及鼻饲或面罩给氧，或予持续气道正压通气（continuous positive airway pressure，CPAP）辅助呼吸。同时患者有较长时间吸烟史，术前血气分析显示存在通气不足的现象，因此选择气管内插管全身麻醉较为适宜，可以很好地控制患者的气道及呼吸。但单纯的全身麻醉对全身生理干扰较大，且术后镇痛不足，影响患者的早期康复。

高位硬膜外阻滞联合臂丛阻滞可以提供良好的术中和术后镇痛，在无绝对禁忌证的条件下可酌情选择。本例患者合并胸外伤，如实施

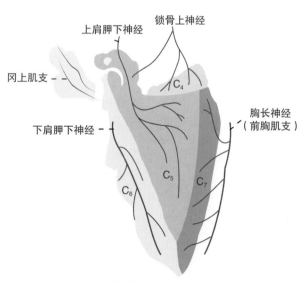

图3-4 肩胛骨神经支配（前面观）

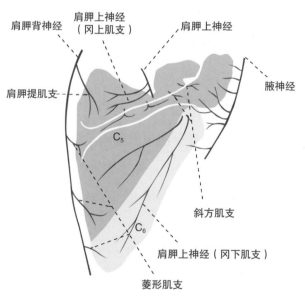

图3-5 肩胛骨神经支配（背面观）

硬膜外阻滞，可能有一定风险。

周围神经阻滞联合气管内插管全身麻醉具有气道可控性好、术后镇痛效果满意等优点。胸椎旁间隙阻滞（thoracic paravertebral block，TPVB）与硬膜外阻滞比较，只阻滞了手术侧的神经，对呼吸及循环生理影响较小。超声引导技术目前已广泛用于外周神经阻滞，较传统的盲穿法成功率更高，并发症更少，更易于掌握。

该患者拟行右肩胛骨骨折及右锁骨骨折切开复位内固定手术，故推荐麻醉方案为：右侧TPVB+ 右侧肌间沟臂丛阻滞 + 右侧颈浅丛阻滞复合气管内插管全身麻醉。

知识点→胸椎旁间隙

胸椎旁间隙是一个邻近相应椎体的、横截面类似楔形的解剖结构间隙（见图3-6）。该楔形结构是以外侧作为顶点，底部由椎体后外侧面和椎间孔构成，前外侧缘由壁层胸膜构成，后缘由肋间内膜和肋骨上部的横突上韧带构成。椎旁间隙包含有脂肪组织，肋间神经，脊神经背支、交通支，交感干和肋间血管。

3

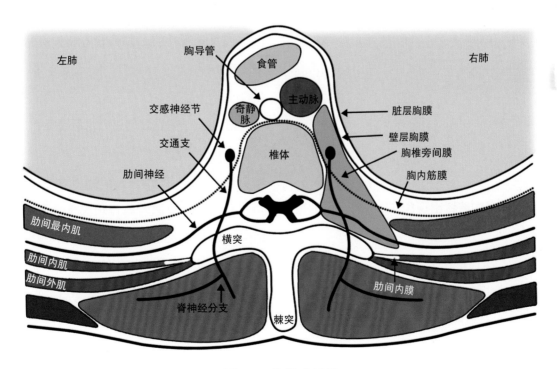

图3-6 胸椎旁间隙

二、术中管理

【问题7】若选择外周神经阻滞复合全身麻醉,该如何实施?

患者选取健侧侧卧位,在超声引导下行右侧颈浅丛和肌间沟臂丛阻滞(见超声解剖图15,图17),分别注入0.375%盐酸罗哌卡因5 ml和15 ml;在超声引导下行右侧TPVB(见超声解剖图38,图39),分别在T_{2-3}和T_{5-6}各注入0.375%盐酸罗哌卡因10 ml。观察10~20 min,阻滞效果良好,无不良反应,行常规诱导气管内插管全身麻醉或喉罩麻醉。

知识点→TPVB局麻药的扩散

TPVB实施后,局麻药沿着椎旁间隙扩散,向内通过椎间孔扩散进入硬膜外(约25%),向外扩散进入肋间,可阻滞肋间神经、交感神经、交通支。研究显示,20 ml局麻药注入胸椎旁间隙后经MRI观察,药物的平均分布为3.5~4个节段。

【问题8】如术中患者出现SpO_2下降,可能有哪些原因?

该患者术前合并有胸部外伤,X线检查示右侧多发肋骨骨折,右侧胸腔积液,加之体位变动应考虑是否有痰液或分泌物阻塞呼吸道,如经一般处理(吸痰、排除呼吸回路及麻醉机的问题)后,SpO_2仍未升高或持续下降,或同时出现低血压、机械通气潮气量下降、$PaCO_2$升高,则应高度怀疑出现张力性气胸或血胸可能。此时应暂停手术,简单包扎保护手术切口后,恢复仰卧位,胸部听诊或超声检查,如确诊则应紧急粗针排气或放置胸腔闭式引流。

三、术后管理

【问题9】术后拔除气管导管的时机是什么?

肩胛骨骨折的手术和麻醉本身并不增加术后拔除气管导管的风险,但该患者合并多发肋骨骨折、胸腔积液和肺挫伤,拔管时机应视患者术后呼吸功能恢复情况而定。如患者无法在短时间内恢复呼吸功能,则需转入监护病房继续呼吸支持治疗。

【问题10】该患者如何进行术后镇痛?

患者合并有锁骨骨折和肋骨骨折,单一模式的镇痛可能难以达到满意的镇痛效果,宜使用多模式镇痛:单次臂丛、颈浅丛、胸椎旁间隙阻滞 + 患者静脉自控镇痛(PCIA);或连续胸椎旁间隙阻滞 +PCIA;或连续硬膜外镇痛 +PCIA,必要时可口服非甾体类抗炎药。

(张清福 赵霖霖)

参考文献

［1］Harvey E,Audigé L,HerscoviciJr D,et al.Development and validation of the new international classification for scapula fractures[J]. J orthop trauma, 2012, 6 (6): 364–369.

［2］Goss T P.Double disruptions of the superior shoulder suspensory complex[J]. Orthop Trauma, 1993, 7(2):99–106.

［3］Brian C,Desmond M, Jason I,et al. Ultrasound–guided thoracic paravertebral blockade: A cadaveric study[J]. Anesthesia–Analgesia, 2010, 10(6):1735–1739.

［4］Li Y M, Deng F K. High segmental epidural anesthesia plus brachial plexus block by intermuscular approach during scapula fracture surgery[J]. China Medicine, 2011, 6(7):820–822.

［5］Komatsu T, Sowa T, Takahashi K, et al. Paravertebral block as a promising analgesic modality for managing post–thoracotomy pain[J]. Annals of thoracic and cardiovascular surgery: official journal of the Association of Thoracic and Cardiovascular Surgeons of Asia, 2014, 2(2):113–116.

3

锁骨骨折手术的麻醉 ④

病例摘要

患者，男，39岁，不慎摔倒，肩部着地，肩部疼痛，肿胀，右臂上举无力2天。查体见右锁骨部位局部肿胀、淤斑并见局部隆起，有压痛。肩锁关节正位X线片检查：右锁骨远端骨折。拟行"右锁骨骨折切开复位内固定术"。

一、术前评估与准备

【问题1】锁骨骨折的流行病学特征有哪些？

锁骨骨折多发生于儿童、青少年和老年，中年人发生率相对较低。儿童多为青枝骨折，成人多为斜形、粉碎性骨折，开放性骨折较少发生。锁骨骨折多由摔倒时肩部直接着地所致，少数由物体对锁骨的直接暴力击打或摔倒时上肢撑地导致的间接损伤所致。由于锁骨中段无韧带附着，为最薄弱部分，因此锁骨中段骨折最常见。一项纳入1 000例锁骨骨折患者的连续观察性研究结果显示，锁骨中段骨折占69%，远端1/3骨折占28%，近端1/3骨折占2.8%。肺尖位于锁骨内1/3后方，上缘超过锁骨上2~3 cm，锁骨下血管和臂丛神经在锁骨中段后方。根据解剖学特点分析，锁骨骨折可能损伤肺尖、锁骨下血管和臂丛神经。然而从临床上看，这类合并损伤的发生率较低，目前仅见病例报告和病例系列分析，多为高能量损伤造成锁骨粉碎性骨折时骨折碎片损伤所致，尚缺少高质量的临床证据以统计此类合并损伤的发生率。必须注意的是此类并发损伤虽罕见，但非常严重，首诊时应注意鉴别诊断，避免漏诊。

【问题2】锁骨骨折的分型及治疗方法的选择有哪些？

锁骨骨折常用分型方法为Allman分型，该方法根据骨折部位将锁骨骨折分为3种类型：Ⅰ型为锁骨中段1/3骨折，Ⅱ型为锁骨远端1/3骨折，Ⅲ型为锁骨近端1/3骨折。锁骨中段骨折（Ⅰ型）近折端由于胸锁乳突肌的牵拉，可向上、后移位，远折端由于上肢重力作用及胸大肌的牵拉向前、下移位，故移位和成角常见。

Neer根据骨折部位和韧带的稳定性又将锁骨远端骨折分为3种类型（见图4-1），各种类型的临床表现和治疗原则如表4-1所示。

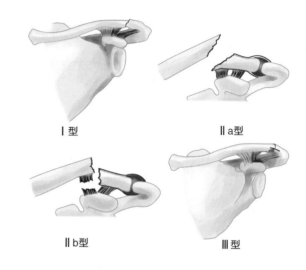

图4-1　锁骨远端骨折的Neer分型

表4-1　锁骨远端骨折的Neer分型及治疗

分型	临床表现	治疗
Ⅰ型	喙锁韧带完好，附着内侧段	稳定，闭合性无须手术，开放性骨折可行手术治疗
Ⅱ型	喙锁韧带与内侧段脱离，但斜方韧带完好	常伴有移位，骨折不愈合率高，是否选择手术治疗仍存争议
Ⅱa型	斜方韧带和圆锥韧带均完好连接到远端	
Ⅱb型	圆锥韧带撕裂	
Ⅲ型	骨折延伸至肩锁关节内	易漏诊，移位不明显，可选择非手术治疗。远期易并发肩关节骨关节炎

锁骨近端1/3骨折很少见,常为高能量损伤所致,应注意排除有无头、颈、胸、腹部复合伤。在锁骨近端的后方有锁骨下动脉、锁骨下静脉及颈外静脉重要血管通过,$C_{4\sim8}$神经及$T_{1\sim2}$神经从锁骨后方通过至上肢。胸膜顶也位于锁骨内1/3后面。因此锁骨近端骨折合并气胸及血管、神经损伤的概率大。

无移位或移位不显著的锁骨骨折保守治疗效果良好,治疗目的是镇痛和良好制动至临床愈合,常用手法为复位后使用8字绷带或肩肘吊带。手术治疗采取切开复位,用钢板和螺钉或克氏针、髓内针固定。关于保守治疗和手术治疗的选择仍存在争议。既往观点认为多数锁骨骨折患者非手术治疗的愈合率和功能恢复优于手术治疗。近年来的研究结果显示,手术治疗可以加速功能恢复,降低畸形愈合和不愈合的发生率,尤其是对完全移位(移位超过一个锁骨宽度)或粉碎性锁骨骨折,手术治疗是更好的选择。手术治疗的指征如表4-2所示。

知识点→胸膜顶

壁层胸膜根据其附着位置分为肋胸膜、膈胸膜、纵隔胸膜及颈胸膜。其中颈胸膜为壁层胸膜向颈部的延伸,又称为胸膜顶,高出锁骨内1/3上方2.5(2~3)cm,覆盖了肺尖,前、中、后斜角肌覆盖胸膜顶的前、后及外方。锁骨内1/3骨折易损伤肺尖。临床上进行锁骨上臂丛阻滞或颈内静脉穿刺时也可能损伤胸膜顶甚至刺破肺尖导致气胸。避免损伤的最佳办法是在B超引导下进行穿刺,通过胸膜滑动征判断胸膜线所在位置,以避免误伤。

表4-2 锁骨骨折切开复位的相对适应证

特定类型骨折
移位 > 2 cm
短缩 > 2 cm
骨折块 > 3 块
多段骨折
开放骨折
潜在的开放骨折伴软组织损伤
明显的畸形(移位和短缩)
首次查体发现肩胛骨移位、翼状肩
复合伤
血管损伤
渐进的神经损伤
同侧上肢骨折
同侧多根上部肋骨骨折
漂浮肩(锁骨骨折复合同侧肩胛颈骨折)
双侧锁骨骨折
患者因素
复合伤需要早期负重
患者需要从事快速回转身体的运动(如竞技运动)

注:该表摘自McKee M D: Clavicle fractures[M]. Bucholz RW, Heckman J D, Court-Brown C M, Tornetta P 3rd, editors: Rockwood and Green's fractures in adults, 7th ed, Philadelphia, 2010, Lippincott Williams & Wilkins.

【问题3】锁骨区域的神经支配如何?

锁骨区域受颈丛和臂丛的双重支配(见图4-2)。锁骨区域的皮肤主要由颈浅丛的分支锁骨上神经(C_{3-4})支配。锁骨上神经又分为内、中、外3支。内支分布于胸骨柄上部的皮肤和胸锁关节;中支分布于胸大肌和三角肌上2/3的皮肤及肩关节;外支分布于肩后上部皮肤。肩部皮肤主要由臂丛分支腋神经的皮支-臂外侧皮神经(C_{5-6})支配。肩锁关节主要由臂丛发出的肩胛上神经(C_{5-6})支配。

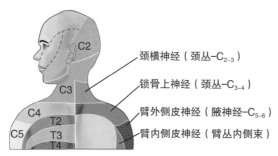

图4-2 锁骨区域的神经支配

【问题4】该类患者如何进行麻醉前评估与准备?

对于高能量创伤(如机动车碰撞)应注意行神经、血管和肺部检查寻找是否伴有合并损伤。可伴发于高能量损伤的其他并发症包括肩胛骨骨折、肋骨骨折、血胸、气胸和臂丛损伤。锁骨骨折后内侧断端由于胸锁乳突肌的牵拉向上移位,可能导致肩胛上神经损伤,使肩关节外展及外旋受限。

除实验室检查外,术前应复习患者的肩部X线或CT检查结果,对骨折部位、移位程度和手术复杂程度进行预估。怀疑合并血管损伤时应注意检测血红蛋白浓度和血细胞比容,怀疑合并肺损伤时应关注胸部X线片和动脉血气分析。肺部超声检查也是快速判断有无气胸、胸腔积液的可靠的床旁检查手段。

【问题5】锁骨骨折手术如何选择麻醉?

关于锁骨手术部位涉及的神经支配说法不尽一致。目前普遍接受的是由于受臂丛和颈丛的双重支配,锁骨远端骨折可选择肌间沟入路臂丛阻滞复合颈浅丛阻滞完成手术。亦有研究提示超声引导下锁骨上神经联合锁骨上入路臂丛阻滞可为锁骨远端手术提供满意的麻醉效果,并且臂丛阻滞的局部麻醉药用量可减少到8~15 ml。对此尚缺乏高质量的临床证据支持。对于粉碎性骨折、完全移位的骨折等预计手术时间较长的手术为保证气道安全并提高患者的舒适度,可复合气管内插管全身麻醉或喉罩麻醉。

锁骨近端是很多肌肉的起止点:胸锁乳突肌锁骨头起自锁骨内1/3后缘;胸大肌锁骨头起自锁骨前缘;锁骨下肌起自胸骨柄和第1肋。其中胸锁乳突肌除受C_{2-4}脊神经前支支配外还受副神经支配。此外,锁骨中、内1/3骨折手术可能需同时行血管探查术,因此神经阻滞的方法难以满足手术需要,常需气管内插管全身麻醉。单侧膈神经阻滞可使肺功能减损25%,对于肺叶切除术后、呼吸功能不全等锁骨骨折患者应避免在神经阻滞下完成手术。

二、术中管理

【问题6】如在单纯神经阻滞下完成锁骨远端骨折手术，如何实施？

锁骨远端骨折可在肌间沟臂丛阻滞联合颈浅丛阻滞下完成，建议在超声引导下实施（见超声解剖图15，图17）。由于锁骨骨折切口接近头面部，给术中气道管理增加难度，因此术中保证气道安全至关重要，应注意呼吸功能监测。手术开始前确保麻醉效果确切，术中可给予轻度镇静。对可能伴有血管损伤的患者需注意留置大口径的静脉通路，预计术中血流动力学波动明显的应行有创动脉压监测。

【问题7】锁骨骨折手术通常采用什么体位？

锁骨骨折手术通常采用平卧位、患侧肩下垫枕或半坐位。采用半坐位手术的患者可能发生一过性血压降低，心动过缓（Bezold–Jarisch 反射）（参见"2 肩关节镜手术的麻醉"）。可静注麻黄碱对症处理。

【问题8】假设患者开放静脉，心电监护后行肌间沟臂丛阻滞复合颈浅丛阻滞，共计用0.375%罗哌卡因40 ml，注药接近结束时患者出现头部小幅度抖动进而发展为全身抽搐，牙关紧闭，呼之不应。回抽见连接管内有淡血性液体。患者可能发生了什么情况？

患者可能发生了局麻药全身中毒（local anesthetic systemic toxicity，LAST）。

【问题9】引起局麻药中毒的常见原因有哪些？

引起局麻药中毒常见的原因有：①局麻药误入血管；②一次用量超过最大推荐剂量。

【问题10】局麻药中毒的主要临床表现有哪些？

（1）中枢神经系统毒性反应：最初的表现为口腔金属异味、头晕、耳鸣、舌唇麻木等，可进一步发展为肌肉抽搐、意识消失、惊厥和昏迷。

（2）心血管毒性反应：表现为心肌收缩力减弱，难治性心律失常，周围血管扩张导致严重低血压。

【问题11】如何处理局麻药中毒？

（1）寻求帮助。

（2）气道管理：纯氧通气，必要时行气管插管控制通气。

（3）控制抽搐：首选苯二氮䓬类，有心血管不稳定的患者避免使用丙泊酚。

（4）补液，使用血管收缩药，必要时使用正性肌力药支持循环。

（5）有条件的单位通知准备心肺转流。

（6）心律失常的处理：发生室性心动过速应行电复律，药物治疗应避免使用血管加压素、钙通道阻滞剂、β 受体阻滞剂和局麻药。

（7）发生心搏骤停应即刻开始心肺复苏并持续直至药物再分布、心脏毒性消退。布比卡因和依替卡因与心肌细胞的钠通道亲和力强，复苏困难。有条件的情况下考虑建立体外循环。

（8）早期使用脂肪乳剂：对怀疑局麻药中毒的患者，建议尽早使用20%长链或中长链脂肪乳剂治疗。负荷剂量1.5 ml/kg（至少100 ml），静脉推注，持续时间大于1 min，后持续输注0.25 ml/（kg·min）（至少500 ml）。

【问题12】脂肪乳剂治疗局麻药中毒的机制是什么？

目前认为"脂质库"（lipid sink）是脂肪乳剂治疗局麻药中毒的主要机制，脂肪乳剂能将脂溶性局麻药包裹，从而降低血浆游离局麻药浓度和心肌组织局麻药含量，达到心脏复苏的目的。此外，脂肪乳剂还可以通过增加心肌细胞内的游离脂肪酸浓度从而逆转局麻药对心肌细胞线粒体的肉毒碱脂肪酰转移酶的抑制，恢复心肌细胞通过脂肪酸氧化产生ATP的能力，具有有益的能量–代谢效应。

【问题13】如何预防局麻药中毒？

（1）每次注药前回抽并在注药过程中间断回抽。

（2）注药后密切观察毒性体征和询问毒性反应症状。

（3）避免局麻药过量。

知识点→脂肪乳成分、分类与作用

脂肪乳是植物油（主要成分为脂肪酸、甘油三酯）、磷脂乳化剂、等渗剂和注射用水制成的稳定水包油型乳剂。根据其中甘油三酯的碳原子数分为长链脂肪乳（14~24个碳原子）、中链脂肪乳（6~12个碳原子）和短链脂肪乳（2~4个碳原子）。短链脂肪乳并无临床应用。长链脂肪乳可以提供必需脂肪酸，代谢缓慢，不易产生酮体，缺点是有免疫抑制作用。中链脂肪乳对免疫功能抑制轻微，但代谢迅速，易导致酮症酸中毒，并且不能提供必需脂肪酸。而中/长链脂肪乳将两者按1:1比例物理混合，达到扬长避短的效果。在局麻药中毒的脂肪乳剂复苏的研究中，长链和中/长链脂肪乳均有报道。由于病例报道中多采用20%的浓度，因此临床上多采用Weinberg等人提出的20%脂肪乳剂治疗方案。

三、术后管理

【问题14】锁骨骨折术后管理有哪些注意事项？

术后应注意观察患肢的感觉、运动功能及桡动脉搏动，及早发现臂丛损伤或锁骨下动脉损伤。其他的并发症包括骨不愈合、畸形愈合、肩周炎和肩峰撞击综合征等。

【问题15】锁骨骨折术后的镇痛方法有哪些?

锁骨骨折手术属中度疼痛的手术,除了术前神经阻滞外,术后还采用联合阿片类药物和非甾体类抗炎药、对乙酰氨基酚的多模式镇痛方式。

(张晓光 仓 静)

参考文献

[1] Canale S T, Beaty J H. Campbell's Operative Orthopaedics[M]. 12th ed. Elsevier Inc. 2012: 2829-2836.

[2] Tran D Q, Tiyaprasertkul W, Gonzá lez A P. Analgesia for clavicular fracture and surgery: a call for evidence[J]. Reg Anesth Pain Med, 2013, 38 (6):539-543.

[3] Valdé s-Vilches L F, Sá nchez-del Águila M J. Anesthesia for clavicular fracture: selective supraclavicular nerve block is the key[J]. Reg Anesth Pain Med, 2014, 39 (3):258-259.

[4] Robinson C M. Fractures of the clavicle in the adult. Epidemiology and classification[J]. J Bone Joint Surg Br, 1998, 80 (3):476-484.

[5] Neal J M, Mulroy M F, Weinberg G L. American Society of Regional Anesthesia and Pain Medicine. American Society of Regional Anesthesia and Pain Medicine checklist for managing local anesthetic systemic toxicity: 2012 version[J]. Reg Anesth Pain Med, 2012,37 (1):16-18.

[6] Gosling J A, Harris P F, Humpherson J R et al. Human Anatomy – Color Atlas and Textbook[M], 5th ed. Elsevier Inc. 2008:36-37.

4

胫腓骨骨折手术的麻醉 ⑤

问题摘要

（1）胫腓骨骨折的流行病学特征有哪些？

（2）胫腓骨骨折的分类有哪些？

（3）胫腓骨骨折的手术方式有哪些？

（4）小腿区域的神经分布如何？

（5）该患者术前检查发现下肢静脉血栓，应如何处理？

（6）该患者术前病情评估与麻醉选择如何？

（7）如选择单纯外周神经阻滞，如何实施？

（8）如何应对术中止血带反应？

（9）如选择神经阻滞复合保留自主呼吸的喉罩麻醉，术中麻醉管理要点有哪些？

（10）如何选择术后镇痛方案？

（11）术后随访要注意哪些并发症？

病例摘要

患者，男，45 岁，7 天前因车祸伤入院，诊断为"闭合性右胫腓骨骨折、右下肢骨筋膜室综合征"，急诊行"骨筋膜室减压、克氏针跟骨牵引术"。既往有 20 余年的吸烟史，无明确的系统性疾病史。ECG 检查：窦性心动过速，ST 段压低。多普勒超声检查：右腘静脉血栓形成，右小腿肌肉静脉血栓形成。血常规检查：Hb106 g/L；D- 二聚体 9.96 mg/L。拟行"右胫腓骨骨折内固定术"。

一、术前评估和准备

【问题1】胫腓骨骨折的流行病学特征有哪些？

胫腓骨骨折在临床上很常见，其发生率占全身骨折的 10% 以上。长骨开放性骨折的年发病率约为 11.5/10 万人，其中约 40% 发生在下肢。胫骨干上 1/3 呈三角形，下 1/3 呈四方形，两者移行部最细，为骨折的好发部位。胫腓骨骨折可见于任何年龄段人群，骨折的主要原因包括直接暴力和间接暴力。直接暴力多见于汽车或重物撞击、碾压、棍棒的直接打击，尤以交通事故所致外伤性骨折最常见，占胫腓骨骨折总数的64.52%，骨折多发生于暴力作用的部位，胫腓骨骨折多在一个平面；间接暴力多见于高处坠落伤和扭伤，骨折多呈斜形或螺旋形，胫腓骨骨折不在一个平面。

胫腓骨骨折除了受伤当时发生的失血性休克可能危及生命外，其后的主要危险是骨筋膜室综合征（osteofascial compartment syndrome，OCS）和深静脉血栓（deep venous thrombosis，DVT）形成。有限的流行病学资料显示胫骨骨折的住院病死率为0.12%，低于同期交通事故致伤患者的住院病死率（0.2%）。合并下肢血管损伤的骨筋膜室综合征，若贻误治疗时机可发生肌肉组织的大量缺血坏死而需广泛清创减压乃至截肢而致残，但极少导致死亡。2016年天津地区的一项流行病学资料显示下肢骨折DVT的总体发生率为6.02%，其中胫腓骨骨折DVT发生率为2.86%，远低于股骨干骨折（14.72%）、股骨髁间和髁上骨折（23.04%）。目前认为包括胫腓骨骨折在内的下肢骨折DVT发生率与病死率密切相关，研究报道DVT患者病死率高达5%~23%，即使正规服用抗凝剂的有症状患者，病死率仍高达1%~2%。

【问题2】胫腓骨骨折的分类有哪些？

胫腓骨骨折，根据骨折部位、稳定程度、骨折端形状和移位情况，可有以下几种分类方法。

1）根据骨折发生的部位分类

可分为上段（胫骨平台）、中段、下段骨折，以中、下段骨折为多见。

2）根据骨折的稳定程度分类

可分为稳定性骨折和不稳定性骨折。

（1）稳定性骨折：胫腓骨的单一骨折，因有互相支撑作用，故比较稳定，不易明显错位，横断形和锯齿状骨折在正复固定后也较稳定。单纯腓骨骨折多移位小，但单纯胫骨骨折移位往往相对较多。

（2）不稳定性骨折：胫腓骨双骨折，因失去相互支撑，多移位明显，并且复位后，容易发生再错位。斜形和螺旋形骨折复位固定后，受肌肉收缩影响，也容易发生再错位。

3）根据骨折与外界相通与否分类

可分为开放性骨折和闭合性骨折。因小腿部软组织较薄，故胫腓骨开放性骨折多见。

【问题3】胫腓骨骨折的手术方式有哪些？

胫腓骨骨折的治疗目的是恢复小腿的承重功能，因此骨折端的成角畸形与旋转移位应予以完全纠正，以免影响膝踝关节的负重功能和发生关节劳损。如闭合性骨折无移位，或稳定性骨折，可行夹板或石膏固定。骨折的骨性愈合时间一般较长，长时间的石膏外固定，对膝、踝关节的功能必然造成影响，并且由于肿胀消退、肌肉萎缩及负重等原因，石膏外固定期间很可能发生骨折再移位，造成骨折畸形愈合和功能障碍。因此，对于不稳定性胫腓骨骨折采用开放复位内固定者日益增多。根据骨折的类型可采用螺丝钉固定、钢板和螺丝钉固定、髓内钉固定等。

1）螺丝钉固定

适用于长斜行骨折及螺旋形骨折。长斜行骨折或螺旋形骨折开放复位后，采用1~2枚螺丝钉在骨折部位固定，可按拉力螺钉固定技术固定。尽管手术操作简单，但整个治疗过程中仍需要石膏外固定，因此在临床上应用受到限制。

2）钢板和螺丝钉固定

胫腓骨骨折如果不适合闭合治疗，尤其是不稳定性骨折均可应用此类内固定。应用钢板和螺丝钉，尤其是加压钢板治疗胫腓骨骨折时，应该采用改进的钢板固定技术和间接复位技术，小心仔细处理软组织，否则会引起骨的延迟愈合及很高的并发症发生率。

3）髓内钉固定

大部分需要手术治疗的胫腓骨骨折，可采用髓内钉治疗，尤其适合不稳定性、节段性、双侧胫腓骨骨折。胫骨交锁髓内钉基本上解决了对旋转稳定性的控制，可用于膝下7 cm至踝上4 cm的轴向不稳定性骨折。

4）外支架固定

闭合或开放性胫腓骨骨折均可应用，尤其是后者，更有实用价值。用于合并有严重皮肤软组织损伤的胫腓骨骨折，不仅可使骨折得到稳定固定，而且方便皮肤软组织损伤的观察和处理。用于粉碎性骨折或伴有骨缺损时，可以

维持肢体的长度，有利于晚期植骨。

知识点→可吸收螺钉

可吸收螺钉适用于松质骨，尤其是关节内骨折，如髋臼骨折、内踝骨折等。目前来说，尚不宜用于高能量损伤和长骨干骨折的内固定治疗。

【问题4】小腿区域的神经分布如何？

胫腓骨骨折手术切口涉及的小腿区域的神经支配比较简单，全部由股神经和坐骨神经的分支所支配（见图5-1、图5-2）。

1）股神经分支

股神经（$L_{2~4}$）的终支为隐神经，伴随股动脉入收肌管下行，分布于髌下、小腿内侧面和足内侧缘的皮肤。隐神经是全身最长的皮神经，为纯感觉神经，阻滞后不影响肌力和运动。

2）坐骨神经分支

坐骨神经（$L_{4~5}$，$S_{1~3}$）在腘窝的上方分为胫神经和腓总神经两大终支。

（1）胫神经（$L_{4~5}$，$S_{1~3}$）：为坐骨神经本干的直接延续，分布范围包括小腿后群和足底肌，小腿后面和足底的皮肤。

（2）腓总神经（$L_{4~5}$，$S_{1~3}$）：自坐骨神经发出后沿股二头肌内侧走向外下，绕腓骨颈外侧向前，穿腓骨长肌分为腓浅和腓深神经。腓总神经的分布范围是小腿外侧群肌和小腿外侧、足背和趾背的皮肤。

5

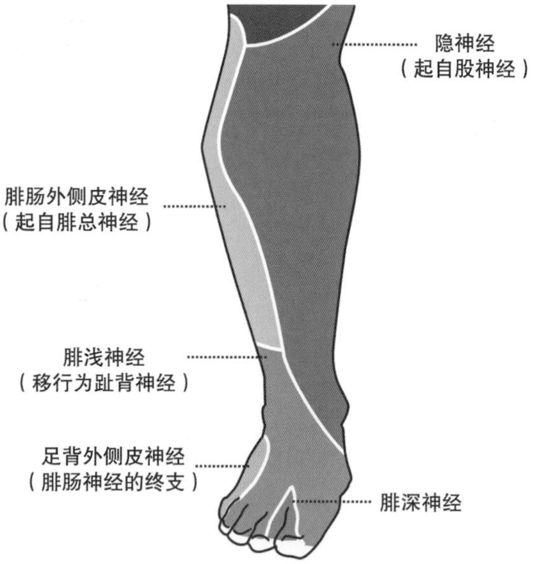
隐神经
（起自股神经）
腓肠外侧皮神经
（起自腓总神经）
腓浅神经
（移行为趾背神经）
足背外侧皮神经
（腓肠神经的终支）
腓深神经

图5-1　前面观

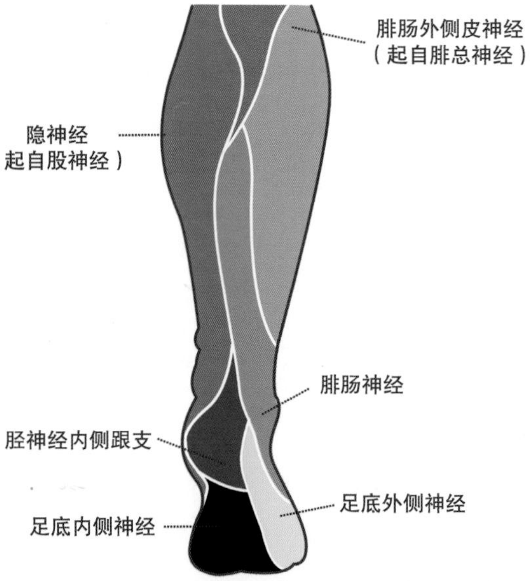
腓肠外侧皮神经
（起自腓总神经）
隐神经
（起自股神经）
腓肠神经
胫神经内侧跟支
足底外侧神经
足底内侧神经

图5-2　后面观

【问题5】该患者术前检查发现下肢静脉血栓，应如何处理？

临床上，将下肢DVT分为中央型、周围型、混合型。中央型是指髂总静脉、髂内静脉、髂外静脉及股静脉血栓形成；周围型是指腘静脉以下的小腿深静脉血栓形成和小腿肌肉静脉丛血栓形成；混合型是指周围型的静脉血栓向上发展至髂－股静脉，或由髂－股静脉向远端静脉蔓延，累及整个下肢深静脉系统。多普勒超声血管检查可直接观察静脉直径及腔内情况，了解栓塞的大小及其所在部位，是下肢DVT最常用和重要的检查手段。

血栓的处理应根据不同部位给予相应的处理。若下肢静脉超声检查提示为中央型静脉血栓，建议直接治疗，而不必进行静脉造影确诊；若为下肢独立远端静脉血栓，建议经过重复超声检查，以排除近端范围内的血栓，而非立刻治疗。抗凝治疗是静脉血栓栓塞的首选方案。抗凝治疗的宗旨有二：①遏制急性血栓形成，改善急性期症状，防止血栓扩展及减少早期发生肺栓塞的危险度；②防止静脉血栓栓塞的复发。如果存在抗凝的绝对禁忌证或在抗凝过程中发生静脉血栓栓塞症的患者，为了防止血栓脱落引起肺栓塞，应考虑放置下腔静脉滤器。

抗凝治疗可采取普通肝素、低分子肝素、直接Ⅱa因子抑制剂、间接Xa因子抑制剂、维生素k拮抗剂（华法林）、直接Xa因子抑制剂等抗凝药物。肝素类抗凝药注射不便，以及有发生如肝素诱导的血小板减少症及骨质疏松症等不良反应的风险；华法林需要定期监测和调整剂量，并且与多种药物/食物存在相互作用。而新型口服抗凝药物具有口服起效迅速、药效可预测、无须常规凝血指标监测和调整剂量等优势，并且术后重新开始给药时不需要其他抗凝药物进行桥接，故临床接受程度较高。但若是围手术期因禁食、呕吐等原因无法口服药物的患者，应改为低分子肝素皮下注射维持抗凝治疗。

该患者根据术前多普勒超声血管检查确定为周围型静脉血栓，无放置下腔静脉滤器的指征，目前可给予方便有效的口服抗凝药物治疗，如口服利伐沙班（拜瑞妥）15 mg，bid，疗程共3周。之后，应根据个体情况确定继续治疗的剂量与时间。拜瑞妥在术前24 h停药，手术后如临床情况稳定，应在术后6~12 h恢复口服治疗。

知识点→肝素诱导的血小板减少症

肝素诱导的血小板减少症（HIT）是由肝素类药物引起的一种以血小板减少为特征的并发症，主要表现为血小板减少、血小板激活和血栓形成。HIT仅次于出血，是肝素类药物最常见的不良反应之一。

对所有怀疑或确诊HIT患者都应立即停用肝素，代之以直接凝血酶抑制剂，如阿加曲班等。

【问题6】此类患者如何预防下肢深静脉血栓形成？

静脉血栓形成的三大因素为静脉血流滞缓、静脉壁损伤和血液高凝状态。创伤及随后的急诊骨筋膜室减压手术、卧床、制动造成该患者下肢DVT的三大高危因素并存，需要加强下肢DVT的预防措施。

下肢DVT的预防措施包括：①尽早手术（72 h内）；②基本预防（如鼓励勤翻身、早期功能锻炼等）；③物理预防（如间歇充气加压泵、梯度压力弹力袜等）；④药物预防，对于未行内固定手术的创伤患者，最主要的预防措施是药物干预。药物预防的关键是连续和规律用药，口服新型抗凝药物具有安全方便的特点，是药物预防的首选。

【问题7】该患者术前病情评估与麻醉选择如何？

患者前次多普勒超声检查发现有下肢DVT，术前24 h内宜再次复查多普勒超声以了解血栓有无进展或变化。

一般而言，胫腓骨骨折麻醉方式的选择主要考虑术前是否存在外周神经损伤和抗凝药物的使用两大因素。伴有骨筋膜室综合征的患者要警惕是否已存在神经损伤。无论何种原因造成的下肢神经损伤，在行椎管内麻醉或外周神经阻滞前都应在术前详细了解损伤的病因和范围，与患者及外科医师沟通，衡量风险/效益比，只有在非常必要的情况才选择椎管内麻醉或外周神经阻滞。如果术前正在进行抗凝治疗，椎管内麻醉应慎重。

本例患者在骨筋膜室减压手术后二次手术术前访视评估未发现患肢感觉运动功能障碍，

并且已开始抗凝治疗，故选择外周神经阻滞或复合喉罩麻醉。

二、术中管理

【问题8】如选择单纯外周神经阻滞，如何实施？

患者平卧位，在超声引导下以 0.5% 罗哌卡因注射液阻滞右侧股神经（15 ml）、闭孔神经（5 ml）、股外侧皮神经（5 ml）；然后取侧卧位，患肢在上，阻滞近端坐骨神经（15 ml）（见超声解剖图 26，图 28，图 29，图 30，图 33）。

【问题9】如何应对术中的止血带反应？

胫腓骨骨折内固定手术为了减少术中出血，保持术野清晰，除了少数明确深静脉血栓延伸至股静脉、髂静脉的患者外，几乎都需要上止血带，因此，止血带反应须得到重视。

止血带反应表现为止血带充气后的 30~60 min 缺血肢体的疼痛，清醒和浅镇静患者出现烦躁不安、冷汗、疼痛难忍，同时伴有心率增快、血压上升等心血管反应。

止血带反应的疼痛由两个原因引起：止血带的物理压迫和肢体的炎症反应，以后者为主。止血带的物理压迫是止血带对大腿根部局部皮肤肌肉的压迫，患者感觉疼痛不适，但可以耐受，随时间进展疼痛不会明显加剧，可以通过完善的神经阻滞或药物来抑制疼痛；而止血带造成的肢体缺氧和酸中毒继发的无菌性炎症反应，刺激神经末梢

产生止血带疼痛，这种疼痛由炎性代谢产物引起，随着止血带时间的延长，炎性产物不断蓄积，疼痛可逐步加剧至无法忍受。

如该患者选择单纯外周神经阻滞，术中（30~45 min 后）可能出现止血带反应，可选择右美托咪定和 /（或）氟比洛芬酯等药物处理。随着炎症反应持续，炎症因子蓄积需要相应追加以上药物。消除止血带反应的最终措施还是松解止血带，恢复肢体正常供血。

如该患者选择神经阻滞复合自主呼吸的喉罩麻醉，术中止血带反应表现为手术后期的血压上升和心率增快，呼吸加快，术中给予右美托咪定 30 μg 或芬太尼 20 μg 静滴即可。

【问题10】如选择神经阻滞复合保留自主呼吸的喉罩麻醉，术中麻醉的管理要点有哪些？

该患者为右侧胫腓骨骨折行内固定手术，麻醉选择右侧收肌管阻滞＋腘窝上坐骨神经阻滞（见超声解剖图 27，图 36）即可满足手术区域的镇痛要求。但考虑到止血带反应，须复合喉罩麻醉，并且可同时消除患者紧张、恐惧等情绪及相伴的应激反应。选择保留自主呼吸的喉罩麻醉主要出于以下考虑：①不要求有高度有效的气道密封；②应用吸入麻醉时患者可自我调节麻醉深度；③胃肠胀气的风险减少；④ 因不使用肌松药，麻醉性镇痛药使用量很小，故手术结束后苏醒迅速，并且对机体生理干扰小。但保留自主呼吸的喉罩麻醉也有一些缺点，

如阿片类药必须小剂量使用、手术时间长会出现呼吸肌疲劳等。

保留自主呼吸的喉罩麻醉术中要注意以下几方面：①麻醉诱导以静脉诱导（丙泊酚 2.5~3.0 mg/kg，静注后 60 s 内置入喉罩）为主，高龄、危重患者可静吸复合诱导；②充气喉罩的囊内压必须低于 60 cmH$_2$O，要遵循"just-seal"原则，即达到密封效果的最低囊内压；③合适的喉罩充气容量为介于 1/2~2/3 最大推荐容量间，以 LMA Unique 喉罩为例，3# 喉罩为 10~13 ml，4# 喉罩为 15~20 ml；④术中吸入麻醉是最常用的麻醉维持手段，推荐呼气末吸入麻醉剂浓度为 0.6~0.7 最低肺泡有效浓度（MAC），以保证无术中知晓，也无体动发生；⑤术中如出现呼吸频率增快（>20 次 /min），可适量追加阿片类镇痛药物，追加应遵循"小剂量、多次"的原则，以维持呼吸频率 10~16 次 /min 为宜；⑥术中可采取"容许性高碳酸血症"策略（PetCO$_2$ 55~60 mmHg）；⑦在复苏阶段，推荐清醒状态下拔除喉罩，如考虑到避免气道保护性反射和降低胃食管反流的风险，可在深麻醉（呼气末吸入麻醉剂浓度 0.6~0.7MAC）下拔除喉罩，但需注意患者须侧卧位以避免喉罩拔除后呼吸道梗阻。

三、术后管理

【问题11】该患者如何选择术后镇痛方案？

胫腓骨手术的术后镇痛，建议以神经阻滞为基石，其他途经给药为辅，采用多种药物和镇痛技术联合使用的多模式镇痛方案，如股神经或收肌管阻滞 + 坐骨神经阻滞，在此基础上复合 PCIA，必要时口服非甾体类抗炎药。

【问题12】术后随访要注意哪些并发症？

如选择外周神经阻滞复合喉罩麻醉，那么术后的麻醉随访应注意这两方面可能存在的问题。

喉罩麻醉后常见的并发症有咽喉疼痛（发生率为 13.0%），吞咽困难（发生率为 11.5%），构音障碍（发生率为 5.3%）和口、颈、下颌痛（发生率分别为 1%~8%、2%~7%、1%~3%），这些症状是由于喉罩对口咽部钝性冲击（压力）或撕扯（剪切力）引起，通常比较轻微，持续时间短，但偶尔也表现严重且持续时间长。这主要与操作的手法，以及患者喉部的解剖条件相关。所以患者在出复苏室前，要仔细检查患者的发声和不适主诉。

神经阻滞方面主要是神经损伤的可能。下肢的神经阻滞效果持续时间在 20 h 左右，超过 24 h 应警惕神经损伤的发生。多数的术后神经损伤为神经脱髓鞘改变导致的传导功能障碍，无须特殊处理，一般数天至数周可恢复。原因明确的神经损伤如血肿压迫应手术去除血肿。

（杨永刚 严 海 张晓丽）

5

参考文献

［1］Court-Brown C M, Rimmer S, Prakash U, et al. The epidemiology of open long bone fractures[J]. Injury, 1998, 29(7): 529-534.

［2］钟广玲, 郭跃明, 刘远标, 等. 胫腓骨外伤性骨折临床调查分析[J]. 中国矫形外科杂志, 2001, 8(9):873-875.

［3］李晓强, 王深明. 深静脉血栓形成的诊断和治疗指南（第二版）[J]. 中国血管外科杂志（电子版）. 2013(1):23-26.

［4］Vedantham S, Piazza G, Sista A K, et al. Guidance for the use of thrombolytic therapy for the treatment of venous thromboembolism[J]. J Thromb Thrombolysis, 2016, 41(1):68-80.

［5］Kearon C, Akl E A. Duration of anticoagulant therapy for deep vein thrombosis and pulmonary embolism[J]. Blood, 2014, 123(12):1794-1801.

［6］Lim E, Shukla L, Barker A, et al. Randomized blinded control trial into tourniquet tolerance in awake volunteers[J]. ANZ J Surg, 2015, 85(9):636-638.

［7］White N, Dobbs T D, Murphy G R, et al. Oxygen reduces tourniquet-associated pain: a double-blind, randomized, controlled trial for application in hand surgery[J]. Plast Reconstr Surg, 2015, 135(4):721e-730e.

髋部骨折手术的麻醉

问 题 摘 要

（1）老年髋部骨折的流行病学特征有哪些？

（2）髋部骨折的类型和手术方式有哪些？

（3）该类患者术前需做哪些检查？

（4）术前口服降压药和抗凝药如何调整？

（5）髋部的神经分布如何？

（6）如何进行麻醉选择和实施？

（7）术中血栓性肺栓塞的诊断及处理如何进行？

（8）术中脂肪栓塞的诊断及处理如何进行？

（9）骨水泥综合征临床表现有哪些？如何处理？

（10）如何选择术后镇痛的方法？

（11）术后可能并发哪些神经损伤？

病 例 摘 要

患者，男，83 岁，体重 53 kg，在家不慎摔倒致右髋部疼痛 5 h 而入院。有糖尿病、高血压和脑梗死病史，现每日服用格列齐特（达美康），80 mg，qd，缬沙坦（代文），80 mg，qd，比索洛尔（康忻），2.5 mg，qd，氯吡格雷（波立维），75 mg，qd。入院体检：神志清楚，体温 36.8℃，脉搏 84 次 /min，呼吸 14 次 /min，血压 138 mmHg /80 mmHg。ECG 检查：ST-T 改变。空腹血糖 9.6 mmol/L。血气分析：pH 7.45，PaO_2 56 mmHg，$PaCO_2$ 29 mmHg。心脏超声检查：左室前壁中段、前间隔心尖段、心尖各节段室壁运动明显减弱，左心房扩大，左室收缩功能减退，心包微量液体，射血分数（EF）40%。骨盆 X 线检查：右股骨颈骨折。拟行"右人工股骨头置换术"。

一、术前评估与准备

【问题1】老年髋部骨折的流行病学特征有哪些？

临床上，任何年龄段人群都可发生髋部骨折，但以老年患者最常见，并且随年龄增加其发生率显著增加。其发生率与两大主要因素相关，即跌倒风险性及骨质疏松程度，而这两大因素都与高龄相关。全球髋部骨折患者中大约30%来自于亚洲人群，特别是中国人群。尽管近年来，在欧美国家老年髋部骨折的发生率有下降趋势，但是在亚洲，发生髋部骨折的老年患者却在增加，其发生率与经济发展和人口老龄化的程度成正比。预计在未来的40~50年，全球每年将有超过700万患者发生髋部骨折。到2050年，将有1/2的髋部骨折发生在亚洲，随之而来的经济负担也显著增长。北京的一项流行病学调查显示，2002-2006年间70岁以上女性髋部骨折患者较之1990-1992年间增加3.37倍，男性患者增加了2.01倍；2002-2006年50岁以上患者的髋部骨折发生率，女性增长了58%，男性增长了49%。上海市第六人民医院2012-2016年间60岁以上髋部骨折手术患者（6 766例）是2007-2011年间（3 332例）的2.03倍。髋部骨折将成为老年群体最常见的创伤之一。国际骨质疏松基金会也在关注髋部骨折的发生率及医疗、社会负担，并将髋部骨折视作研究骨质疏松世界性负担的有用工具。

髋部骨折患者的病死率与年龄、美国麻醉医师协会（ASA）分级、是否延迟手术、是否发生肺栓塞、有无急性肾功能不全、手术方式、麻醉方式有关。一项Meta分析指出：老年髋部骨折患者在骨折后3个月的病死率升高5~8倍。国际骨质疏松基金会的研究显示：在瑞典，50~81岁女性髋部骨折患者，平均5年病死率为40%，远高于该年龄段随机选择的女性人群的13%；在骨折后最初的

6个月病死率最高，并且在6年内其病死率都高于相同年龄段的一般人群。在有合并症的患者中，有研究显示平均年龄（76.1±10.4）岁的糖尿病患者髋部骨折后1年的病死率为32%，而非糖尿病患者骨折后1年的病死率为12.7%。另有研究发现严重慢性阻塞性肺病患者髋部骨折后1年病死率高达40.2%，远高于非慢性阻塞性肺病患者的28.8%；并且近期吸烟、全身麻醉、延迟手术被认为是高病死率的危险因素。

老年患者自身往往已存在多种基础疾病，伤后或术后长期卧床则可能进一步导致坠积性肺炎、深静脉血栓、尿路感染和压疮等严重并发症。因此，髋部骨折后及时正确地处理是降低残疾及病死率的关键。目前认为，髋部骨折的治疗目的是使患者尽可能恢复到伤前的功能水平，尽可能提高其生活质量。而对于条件允许的患者而言，手术无疑是最好的治疗方法。现今非常强调尽早进行手术以固定骨折端，最好在48 h内完成，这样麻醉前准备的时间相对较少，故麻醉医师的临床技能和麻醉方式的选择就显得非常重要。Karaca等回顾了257例髋部骨折接受手术的患者，分别采用了全身麻醉、椎管内麻醉及周围神经阻滞，发现接受全身麻醉的患者1年病死率最高，达到41.7%。而接受椎管内麻醉和周围神经阻滞的患者1年病死率相近，分别为22%和28.3%。但接受周围神经阻滞患者ASA评分最高，接受椎管内麻醉的患者年纪最轻，经过统计学校正得出结论：周围神经阻滞是降低病死率的独立因素。

【问题2】髋部骨折分哪些类型？手术方式有哪些？

知识点→手术方式对麻醉的影响

空心钉内固定、髓内钉内固定、外固定支架创伤小，出血量少；钢板内固定、全髋关节置换和双极头置换术创伤大，出血多，需注意液体补充和血容量的平衡。髓内钉内固定发生脂肪栓塞的概率大于其他方式，全髋关节置换和双极头置换术有可能发生骨水泥反应。

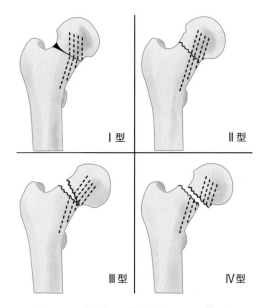

图6-1　股骨颈骨折的Garden分型

髋部骨折的类型包括股骨颈骨折、股骨转子间骨折、股骨粗隆下骨折和股骨头骨折。手术方式包括：空心钉内固定、髓内钉内固定、钢板内固定、外固定支架、人工股骨头置换和全髋关节置换。

1）股骨颈骨折

约占髋部骨折的54%。股骨颈骨折分型系统多样，目前临床上最为常用的为Garden分型（见图6-1），该分型对于指导治疗及判断预后都具有一定的作用。

Ⅰ型：骨折没有通过整个股骨颈，股骨颈有部分骨质连接，骨折无移位，近折端保持一定血运，这种骨折容易愈合。

Ⅱ型：完全骨折无移位，股骨颈虽然完全断裂，但对位良好。如系股骨头下骨折，仍有可能愈合，但股骨头坏死变形常有发生。如为

股骨颈中部或基底骨折，骨折容易愈合，股骨头血运良好。

Ⅲ型：为部分移位骨折，股骨颈完全骨折，并有部分移位。

Ⅳ型：股骨颈骨折完全移位，两侧的骨折端完全分离，关节囊及滑膜有严重损伤，经关节囊和滑膜供给股骨头的血管也容易损伤，易造成股骨头缺血坏死。

对于移位的股骨颈骨折，手术无疑是促进早期康复、提高最终治疗效果的重要方法。但手术的选择仍需根据患者年龄、功能要求等具体情况而定。首先应考虑的一大因素为年龄，对于较年轻患者，即使为股骨颈不全骨折或嵌插骨折（Garden Ⅰ型），亦应及早采用空心钉内固定（见图6-2），一旦骨折愈合，其获得疗效最为理想。

6

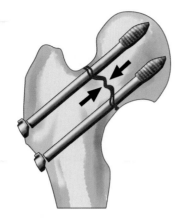

图6-2　股骨颈空心钉固定

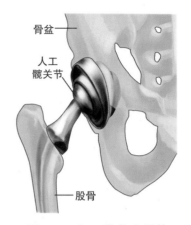

图6-3　人工股骨头置换

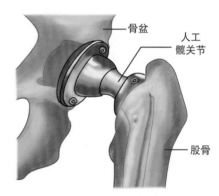

图6-4　全髋关节置换术

而对于年龄超过65岁的股骨颈骨折患者，采用人工关节置换术具有一定的优势。首先，患者术后早期可进行功能锻炼及保护下负重，有效降低相关并发症发生率及病死率；其次，可避免骨不愈合及股骨头坏死等问题的出现。一般认为，关节置换的绝对适应证包括：①无法满意复位或牢固固定的骨折；②骨折术后内固定失效；③已存在髋关节病变者；④恶性肿瘤或病理性骨折；⑤陈旧性股骨颈骨折，尤其是已发生股骨头塌陷坏死征象者；⑥股骨颈骨折合并髋关节完全脱位；⑦无法耐受再次手术者。

人工关节置换术有两种。一种是人工股骨头置换术（见图6-3）。该技术短期效果（3~5年）良好，主要适用于高龄、一般情况较差、活动能力低下或预期寿命较短的患者，以减轻疼痛，促进患者早期功能康复，提高生活质量。而对于身体情况及活动能力较好、预期寿命仍较长的患者，则建议采用全髋关节置换术（见图6-4）。全髋关节置换创伤大，时间长，出血多。

2）股骨转子间骨折

约占髋部骨折的35.7%。股骨转子间骨折（又称股骨粗隆间骨折）为一类关节外骨折，并且90%以上为65岁以上老年患者，与股骨颈骨折相比，股骨转子间骨折因局部血供破坏较少，内固定术后很少出现骨不愈合或股骨头坏死。

股骨转子间骨折亦有多种分型系统，但临床上主要采用AO分型、Evans分型和Tronzo-Evans分型。以AO分型为例将转子间骨折大致分为经转子间骨折简单型、粉碎型和反转子间骨折，并根据其粉碎程度，分为多个亚型（见图6-5）。

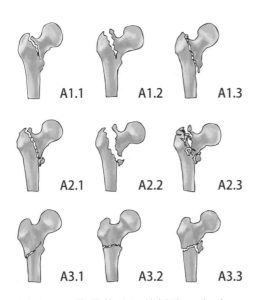

图6-5 股骨转子间骨折的AO分型

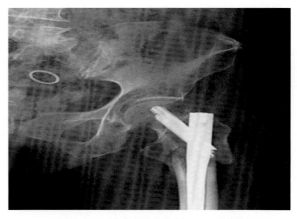

图6-6 髓内钉固定转子间骨折

对于急诊明确诊断为股骨转子间骨折的患者，应及时采用胫骨结节牵引，有助于术中复位。老年患者保守治疗致残率和病死率很高，因此，只要患者可耐受手术，目前仍建议手术治疗。应根据患者一般情况、骨折类型、粉碎程度及功能要求等选择个体化治疗方案。

外固定支架多适用于无法耐受内固定手术的高龄患者，其创伤小、手术时间短、对骨折端周围血运破坏小，但是仍存在钉道感染、松动等问题。而多枚空心钉固定方式适用于稳定性骨折且患者高龄、身体状况差而无法耐受长时间手术者。近年来，随着髓内固定系统的发展及普及，采用髓内钉固定治疗股骨转子间骨折已成为目前临床的主流方向（见图6-6）。采用人工关节置换治疗股骨转子间骨折目前仍存在争议。有学者认为，对于预期寿命有限、急

需早期下地、粉碎性不稳定型骨折、内固定失败者，可考虑人工关节置换。

3）股骨粗隆下骨折

占髋部骨折的 10% ~34%。股骨粗隆下骨折是指自股骨小粗隆至股骨干中段与近端交界处，即骨髓腔最狭窄处之间部位的骨折。其年龄分布有两组：20~40 岁及 60 岁以上。年青组骨折多由高能量损伤造成，常合并其他骨折和损伤。老年组骨折多由低能量创伤所致。由于股骨粗隆下生理应力分布的特点，手术治疗有较高的骨折不愈合及内固定物失败率。骨折发生后，在肌肉的牵拉下，股骨干发生短缩、外旋畸形，股骨头和股骨颈外展、后倾。因此，股骨粗隆下骨折的治疗目的是要恢复股骨干的内收短缩、外旋，纠正股骨头颈外展及后倾外旋，恢复髋关节内收肌的张力，从而恢复髋关节功能。

股骨粗隆下骨折的分型有 Fieldling 分型、Seinsheimer 分 型 和 Russell-Taylor 分 型（见图6-7）。

6

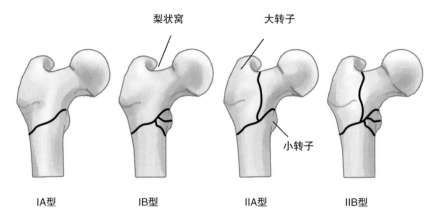

图6-7　股骨粗隆下骨折Russell-Taylor分型

内固定物的选择取决于不同类型的骨折。对于横断或短斜形骨折，常选用加压钢板或传统髓内针。对于长斜形骨折，可考虑应用拉力螺钉行骨折块间加压并加以钢板保护。对于粉碎骨折则应选择髓内固定：如Enders钉或带锁髓内针等。

4）股骨头骨折

单纯股骨头骨折比较少见，常为髋关节损伤的一部分，例如髋关节后脱位并发股骨头骨折。

当骨折块明显塌陷、移位、嵌入关节间隙、伴脱位而手法复位失败或合并神经损伤时，应即行切开复位。如骨片较小，可予切除。如骨折块较大，应予复位并做螺钉固定。粉碎性骨折难以施行内固定或合并股骨颈骨折时，应考虑行关节置换术。

【问题3】髋部骨折手术的常用切口有哪些？相关皮肤神经如何分布？

髋关节手术常用的切口包括：后外侧途径（见图6-8）、前外侧途径（见图6-9）和外侧途径（见图6-10）。

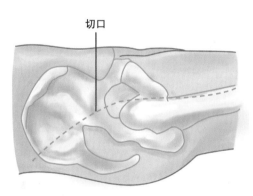

图6-8　髋关节后外侧途径

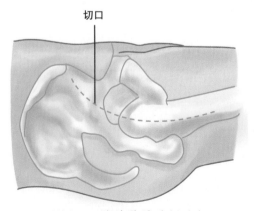

图6-9　髋关节前外侧途径

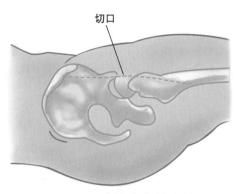

图6-10　髋关节外侧途径

髋部的神经分布（见图6-11、图6-12）：

（1）臀上神经（L_5，S_1前支）：穿出梨状肌上孔，支配臀中肌、臀小肌、阔筋膜张肌。

（2）臀下神经（S_{1-2}前支）：穿出梨状肌下孔，支配臀大肌。

（3）臀上皮神经（L_{1-3}后支）：分布于臀后上部皮肤。

（4）臀中皮神经（S_{1-3}后支）：在髂后上棘与尾骨间连线的中1／3处穿出深筋膜，分布于臀内侧皮肤。

（5）臀下皮神经（S_{1-3}前支）：来自骶丛的股后皮神经，在臀大肌下缘中部穿出，绕臀大肌下缘向上，分布于臀下部皮肤。

（6）髂腹下神经（T_{12}，L_1前支）外侧皮支（髂支）：分布于臀外上侧的皮肤。

（7）股外侧皮神经（L_{2-3}前支）：分布于大腿外侧。

（8）股后皮神经（S_{1-3}前支）：分布于大腿后侧。

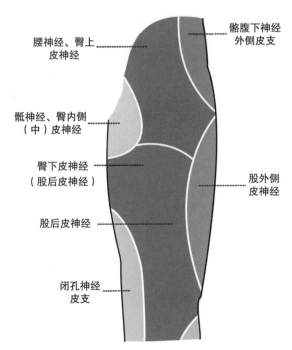

图6-11　髋后部皮区神经分布

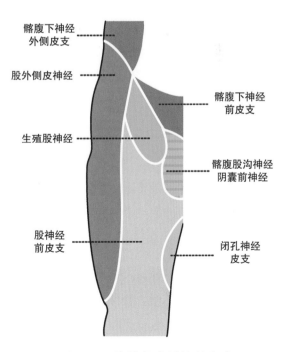

图6-12　髋前部皮区神经分布

【问题4】该患者术前需做哪些检查?

除常规检查及心脏超声检查外,还需超声检查下肢深静脉,明确有无血栓、血栓的位置和大小。如果股静脉以上有大的血栓,应先行下腔静脉滤器放置术或取栓术。糖尿病、高血压和脑梗死也可请相应科室评估。

知识点→外伤方式对预后的影响

老年人外伤原因对预后有明显影响。有些老年人由于心、脑疾病引起意识障碍后摔倒,患者预后较差;而由于地滑不慎摔倒,无心、脑严重合并症的患者,预后较好。

【问题5】该患者每日口服的药物对手术与麻醉可能会产生什么影响? 如何调整?

格列齐特是中效磺脲类降糖药。如术前血糖控制良好,可继续服用至术日晨。如术前血糖控制不佳,宜改用胰岛素控制血糖在 11.1 mmol/L 以下。血糖 >11.1 mmol/L 会促进糖基化反应,产生异常蛋白,从而降低组织弹性,延缓伤口愈合。

缬沙坦是一种特异性的血管紧张素(AT)Ⅱ受体拮抗剂,可能增加麻醉诱导时低血压的发生,应在手术前 24 h 前停用。

比索洛尔是一种高选择性的 β_1 肾上腺素受体拮抗剂,可服用至术日晨。对缺血性心脏病、脑血管疾病、肾功能不全、糖尿病等高风险因素的非心脏手术患者,术前应用 β 受体阻滞剂可降低院内病死率。

氯吡格雷是一种血小板聚集抑制剂,患者行择期手术时,如无特殊,需术前 7 d 停止使用氯吡格雷;如仍需抗凝治疗,可用替罗非班或低分子肝素代替。

【问题6】该患者如何选择麻醉?

气管内插管全身麻醉是目前大多数麻醉医师的首选,但缺点是对生理影响大。该患者高龄,心、肺功能有障碍,术后可能需要呼吸支持,增加并发症风险。此外,术后镇痛可能不完善,术后恢复时间长,不利于功能锻炼。

神经阻滞(腰丛 + 骶丛)+ 镇静或浅全麻具有生理影响小、术后不需要呼吸支持、恢复迅速、术后镇痛满意等优点,对于高龄髋部骨折手术患者具有独特的优势。

如术前已停用氯吡格雷 7 天以上,并且凝血功能正常,也可选用单侧蛛网膜下腔麻醉。

二、 术中管理

【问题7】术中进行哪些监测?

血压、心电图、SpO_2、呼气末 CO_2 分压、体温,必要时放置中心静脉导管、桡动脉置管测压和测定血糖。

【问题8】如选择单侧腰麻,如何实施?

患肢(即手术侧)在上,$L_{3~4}$ 穿刺,用轻比重局麻药,布比卡因 10 mg 或罗哌卡因 15 mg

加灭菌注射用水至 3 ml。注射后维持患肢在上的体位 10~15 min。

【问题9】如选择区域神经阻滞复合镇静或喉罩麻醉，如何实施？

可选择神经电刺激或超声引导下实施神经阻滞。可先在超声引导下行腰丛（0.375%~0.5% 罗哌卡因 25 ml）+ 骶丛阻滞（0.375%~0.5% 罗哌卡因 15~20 ml）（见超声解剖图 32，图 40，图 41，图 42），然后复合镇静（靶控输入丙泊酚，血浆浓度 1.0~2.0 μg/ml），或喉罩麻醉吸入七氟醚。如选择复合喉罩麻醉，因该患者为高龄，并且心、肺功能有障碍，可采用静吸复合诱导，先静注丙泊酚 1.0~1.5 mg/kg，接着吸入 5.0%~6.0% 七氟醚，新鲜气流量 7.0~8.0 L，待下颌松弛后（3~4 min）置入喉罩，术中七氟醚吸入，维持呼气末 MAC 值 0.7。必要时可分次静注芬太尼 10~20 μg 或舒芬太尼 3~5 μg。术中保持患者自主呼吸。

> **知识点→腰丛阻滞的并发症**
>
> 肾损伤，双侧阻滞，感染，局部血肿，局麻药中毒，神经损伤。

【问题10】假设患者在抬下肢消毒铺巾时，血压突然从120 mmHg/70 mmHg下降至60 mmHg/40 mmHg，SpO_2从100%快速下降到75%，如何诊断和处理？

患者可能发生了血栓性肺栓塞，也称肺血栓栓塞症（pulmonary thromboembolism, PTE）。外伤卧床后，由于血流缓慢、血管内膜损伤和凝血功能增强，形成下肢深静脉血栓。在变换体位、抬高下肢或下床活动时，血栓脱落，顺静脉回流进入右心，再流入肺循环导致肺血栓栓塞。在非全麻的患者，会突然出现呼吸困难、胸痛、咯血、血压下降甚至休克、意识丧失、心搏骤停等。在全麻气管插管状态下主要表现为三低：血压、SpO_2 和 $PetCO_2$ 突然下降，同时血气分析示低氧血症和高碳酸血症。肺动脉造影或多排螺旋 CT 检查可确诊，但通常情况下患者病情不允许搬动，可做床旁心超检查。心超检查表现为右心增大，肺动脉高压，有时可在右心内发现血栓。超声发现下肢深静脉血栓有助于诊断。D- 二聚体正常对血栓性肺栓塞有排除作用，但其增高并不能确定是肺栓塞。对此例患者，如果没有气管插管，应紧急气管插管纯氧通气；给予升压药物维持循环；皮下注射伊诺肝素 40 mg 抗凝，防止血栓增大。因为尚未手术，出血风险相对小，符合 PTE 溶栓指征（休克或低血压），可进行溶栓治疗。可用重组组织型纤溶酶原激活剂（rt-PA）50 mg 持续静脉滴注 2 h。如果发生这种情况，手术应暂停。

【问题11】如果手术方式选择髋关节置换或髓内钉内固定，在扩大股骨髓腔时出现血压、SpO_2和呼气末CO_2分压明显下降，应如何诊断和处理？

应考虑发生了脂肪栓塞综合征（fat embolism syndrome，FES）。股骨扩髓时，髓腔内的脂肪滴会从破裂的髓腔静脉进入循环，引起脂肪栓塞综合征。其临床表现差异很大，有的病例来势凶猛，发病急骤，甚至在典型症状出现之前即很快死亡，有的可以没有明显的临床症状，只是在死后尸检中发现。目前尚无理想的诊断标准。Gurd归纳脂肪栓塞临床诊断，分为主要标准和次要标准：

（1）主要标准：呼吸功能不全、中枢神经症状、皮下出血。

（2）次要标准：发热、心动过速、视网膜改变、黄疸、无尿或少尿、血红蛋白下降、血小板计数减少、血沉增快、血中脂肪滴。

存在2项以上主要标准，或有1项主要标准和4项以上次要标准者，便可以诊断FES。

到目前为止，尚无一种能溶解脂肪栓子的药物。对有FES的患者所采取的各种措施，均为对症支持治疗，包括：

（1）呼吸支持：轻症者，可鼻导管或面罩给氧，使动脉氧分压维持在70 mmHg以上即可。对重症患者应作呼吸机辅助呼吸。

（2）维持循环：纠正休克，补充有效循环血容量。

（3）减轻脑损害：对有因脑缺氧而昏迷的患者，应作头部降温，最好用冰袋或冰帽，高热患者尤应如此。脱水有利于减轻脑水肿，改善颅内高压状态和脑部的血液循环。有条件的患者可用高压氧治疗。

（4）药物治疗：①右旋糖酐40（低分子右旋糖酐）：有助于疏通微循环，还可预防和减轻并发的弥散性血管内凝血，但伴心衰和肺水肿患者应慎用；②肾上腺皮质激素：效果较好，可减轻或消除游离脂肪酸对细胞膜的毒性作用，用量宜大，如氢化可的松1.0~1.5 g/d，用2~3 d；③白蛋白：由于其和游离脂肪酸结合，使后者毒性作用大大降低。

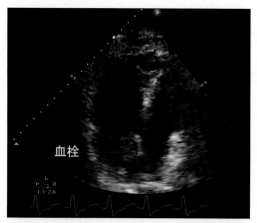

图6-13　肺血栓性肺栓塞心超检查表现

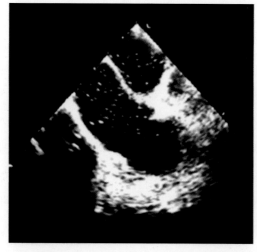

图6-14　脂肪栓塞心超检查表现

知识点→血栓性肺栓塞和脂肪栓塞区别

（1）血栓性肺栓塞常有血流缓慢史（如近端静脉受压、下肢长时间不动）、体位变化时突然发生，心超检查时在心腔和肺动脉内发现回声稍高，边缘清楚大块阴影（见图6-13）。血栓一般不会通过肺到达体循环。患者意识丧失主要为肺功能障碍或休克引起全身缺血、缺氧所致。

（2）脂肪栓塞常发生于长骨骨折，特别是双侧股骨骨折髓内钉固定术中，虽有爆发型，但相对缓慢。小的脂肪滴可直接通过肺微循环进入体循环，导致各个器官栓塞和功能障碍。心超检查可发现心腔内高回声颗粒状物质（见图6-14）。

【问题12】如果手术方式选择用骨水泥的人工股骨头置换，植入骨水泥时出现血压下降、SpO₂降低和频发室性早搏，如何诊断及处理？

患者可能发生了骨水泥植入综合征（bone cement implantation syndrome，BCIS）。BCIS为骨水泥植入所引起的一系列临床症状，包括低血压、心律失常、严重低氧血症、肺动脉压（PAP）增高、凝血功能障碍、哮喘发作等，常在植入后3~5 min内发生。20世纪70年代早期，全髋置换术中与骨水泥有关的并发症高达33%~100%。90年代以后由于第3代骨水泥技术的应用，目前已减少到4.8%。据报道，股骨头或全髋关节置换术中BCIS导致的病死率为0.6%~1.0%。

BCIS的发病机制包括：①植入的骨水泥甲基丙烯酸甲酯单体及附和物被吸收入血，引发机体内组胺等物质释放；②甲基丙烯酸甲酯单体对心肌有抑制作用；③甲基丙烯酸甲酯单体可激活凝血酶原形成凝血酶，诱发DIC；④加压植入的骨水泥将髓腔内的脂肪、空气和骨髓颗粒挤压入血，造成肺栓塞；⑤骨水泥聚合过程中产热，引起血液热损害而导致气栓，同时也可影响凝血系统。处理以对症支持和大剂量激素治疗为主。

知识点→第3代骨水泥技术

（1）低黏稠度骨水泥，能充分与骨交织。

（2）真空离心搅拌，降低了骨水泥的孔隙度，增加了机械强度，并通过离心使骨水泥中混入的气泡溢出。

（3）骨水泥枪加压注入，使得骨水泥有较强的穿透力，与骨质间达到微观交锁。

（4）髓腔远端使用髓腔栓。

（5）假体采用中置器，假体柄四周骨水泥层厚度均匀一致。

（6）脉冲加压冲洗髓腔，以便清除血块、碎粒。

（7）假体柄预涂骨水泥。

6

BCIS 的预防措施：①术中需充分供氧，维持血容量，加强监测，避免使用氧化亚氮；②高危因素患者，选用非骨水泥型人工髋关节置换术；③必要时，应用小剂量多巴胺或麻黄碱；④应用第 3 代骨水泥技术；⑤股骨远端钻孔减压；⑥置入骨水泥前使用地塞米松、二羟丙茶碱（喘定）气雾剂等进行预防。

三、术后管理

【问题13】该患者如何进行术后镇痛？

建议使用多模式镇痛：单次腰丛 + 骶丛阻滞；PCIA；非甾体类抗炎药（此患者有心、脑血管疾病，用药时需慎重，并减少剂量）。

该患者已用抗凝药，所以基本上不考虑硬膜外置管镇痛。如果患者已停用氯吡格雷 7 天以上，选用单侧蛛网膜下腔阻滞，可在注药时加入不含防腐剂的吗啡，镇痛时间可超过 24 h。

【问题14】在恢复室，测患者血红蛋白85 g/L，心率101次/min，血压126 mmHg /74 mmHg，该患者如何合理用血？

2000 年我国卫生部《临床输血技术规范》中规定的输血指征是：血红蛋白含量（Hb）> 100 g/L，不必输血；Hb < 70 g/L 应考虑输注浓缩红细胞；Hb 为 70~100 g/L，应根据患者代偿能力、一般情况和病变而定。美国麻醉医师协会对术中和术后失血患者的建议是：Hb < 60

g/L，特别是急性失血，应输注浓缩红细胞；Hb > 100 g/L，无须输注红细胞；Hb 为 60~100 g/L，应根据患者是否存在进行性器官缺血、进行性出血、血管内容量不足和氧合不佳等危险因素决定。

本例为高龄患者，合并多种疾病，Hb 偏低，血压虽在正常范围，心率已超过 100 次 /min，而且术后切口还会有渗血（特别是全髋置换术后），应考虑输注 2 IU 的浓缩红细胞，以后再根据术后出血情况和 Hb 检查结果决定后续输血治疗。

【问题15】患者术后第3天，从大腿后侧根部至足部有放射性疼痛，足背和小腿外侧麻木，踝关节不能背屈，是何原因？

可能是坐骨神经中的腓总神经损伤。全髋置换术可能发生坐骨神经、股外侧皮神经、股神经和臀下神经等神经损伤，发生率为 0.08% ~ 88.3%。其中腓总神经损伤发生的概率最高。主要表现为涉及部位的疼痛、麻木和运动障碍。神经损伤的因素包括手术因素、麻醉因素、患者因素。手术因素有神经的切断撕裂、拉钩对神经的压迫、腿的过度牵拉、术后的血肿压迫等。后路切口易损伤坐骨神经、外侧入路易损伤股外侧皮神经、前路切口易损伤股神经。髋关节发育不良和髋关节翻修的患者神经损伤的发生率显著增加。手术所导致的神经损伤很难恢复，有时需要再次手术探查。麻醉因素主要是神经阻滞时的神经损伤，包括针的直接刺伤、神经内注射和麻醉药物对神经的化学损伤。

神经阻滞造成的神经损伤一般在2个月内恢复。一项研究显示，大鼠坐骨神经内注射盐水、0.2%罗哌卡因、0.75%罗哌卡因和15%福尔马林各0.2 ml，前三组无神经损伤症状，最后一组有明显的下肢运动障碍，但67天后恢复。超声、神经刺激仪引导和注射压力监测有助于减少神经内注射。患者因素包括术前已有潜在的神经损伤，如椎间盘对神经根的压迫、糖尿病神经病变等，手术和麻醉可能引发或加重神经损伤。发生神经损伤后，积极和相关科室一起寻找原因，治疗包括手术探查、神经营养支持、镇痛、功能锻炼和理疗等，尽可能促进神经功能恢复。

（王爱忠　刘金变　江　伟）

参考文献

[1] Neumann M V, Sudkamp N P, Strohm P C. Management of femoral shaft fractures[J]. Acta Chir Orthop Traumatol Cech, 2015, 82(1):22–32.

[2] Gansslen A, Gosling T, Hildebrand F, et al. Femoral shaft fractures in adults: treatment options and controversies[J]. Acta Chir Orthop Traumatol Cech, 2014, 81(2):108–117.

[3] Fischer H B, Simanski C J. A procedure-specific systematic review and consensus recommendations for analgesia after total hip replacement[J]. Anaesthesia, 2005, 60(12):1189–1202.

[4] Andersen L O, Kehlet H. Analgesic efficacy of local infiltration analgesia in hip and knee arthroplasty: a systematic review[J]. Br J Anaesth, 2014, 113(3):360–374.

[5] Wang A Z, Zhou M, Jiang W, et al. The differences between venous air embolism and fat embolism in routine intraoperative monitoring methods, transesophageal echocardiography, and fatal volume in pigs[J]. J Trauma, 2008, 65(2):416–423.

[6] Celik Y, Yardan T, Baydin A, et al. The role of NT–proBNP and Apelin in the assessment of right ventricular dysfunction in acute pulmonary embolism[J]. J Pak Med Assoc, 2016, 66(3):306–311.

[7] 王爱忠，谢红，江伟. 超声引导下的区域阻滞和深静脉穿刺置管[M]. 上海：上海科学技术出版社，2011:58–72.

[8] Dominic H, Henry P F, Navparkash S S, et al. Perioperative diagnostic and interventional ultrasound[M]. Singapore: Saunders, 2012:153–173.

[9] Gisela Meier, M D，Johannes Buettner, M D.

6

Atlas of peripheral regional anesthesia[M]. New York: Thieme publishers New York, 2013:280–331.

[10] Dwyer T, Drexler M, Chan V W S, et al. Neurological complications related to elective orthopedic surgery. Part 2: Common Hip and Knee Procedures[J]. Regional Anesthesia and Pain Medicine, 2015, 40(5), 443–454.

膝关节镜手术的麻醉

问题摘要

（1）膝关节韧带损伤的流行病学特征有哪些？

（2）常见膝关节镜手术类型有哪些？

（3）膝关节的感觉由哪些神经支配？

（4）术前评估要点有哪些？

（5）该患者选择何种麻醉方式？

（6）术中需进行哪些监测？

（7）若选择单纯外周神经阻滞，如何实施？

（8）若选择外周神经阻滞复合喉罩麻醉，如何实施？

（9）如何进行术后镇痛？

（10）如何选择连续神经阻滞入路？

（11）术后可能并发哪些神经损伤？

病例摘要

患者，男，34 岁，体重 70 kg，2 个月前因运动扭伤右膝关节，出现右膝关节肿胀疼痛，伸直和过屈活动受限。之后，患者感觉右腿时有发软，不能用右腿单腿支撑。MRI 检查提示：右膝关节前交叉韧带损伤。入院体检：意识清晰，体温 36.8℃，脉搏 81 次 /min，呼吸 15 次 /min，血压 116 mmHg/74 mmHg。辅助检查：血常规、肝肾功能、电解质、血糖及心电图检查均正常。拟行"膝关节镜下前交叉韧带重建术"。

一、术前评估与准备

【问题1】膝关节韧带损伤的流行病学特征有哪些？

前交叉韧带起于胫骨上端髁间隆起前部和内、外侧半月板前角，斜向后外上止于股骨外侧髁内侧面（见图 7-1），可防止胫骨过度向前移位及膝关节过伸。前交叉韧带是膝部最易受伤的韧带。外力使膝关节过伸或过度外展均可引起膝关节前交叉韧带损伤。损伤机制主要包括以下几种：膝关节内、外翻损伤，膝关节过伸损伤，膝关节屈曲位支撑伤。损伤多与运动有关，有统计约70%的损伤是在体育运动中受伤，尤见于一些需要扭转、急停等动作的运动中，如篮球、足球、滑冰等。美国流行病学研究显示前交叉韧带损伤在该国普通人群中的发病率约为1/3 000，而足球运动员前交叉韧带损伤的发病率为60/10万，滑雪运动者为70/10万，明显高于一般人群。由于生理特点的原因，女性较男性有更高的损伤率，有统计显示女性的前交叉韧带损伤率相比男性高出4~8倍。主要是由于女性大腿后群肌力较差，肌肉韧带松弛度大，前交叉韧带较细，承受负荷能力较小。

后交叉韧带居前交叉韧带的后内侧，起自胫骨髁间隆起后部及外侧半月板后角，斜向前内上，止于股骨内侧髁外侧面，可防止胫骨向后移动，限制胫骨后移的力量的95%来自于后交叉韧带。后交叉韧带的强度是前交叉韧带的1.5~2倍，因此较大的暴力才能导致其损伤，所以后交叉韧带损伤比前交叉韧带损伤少见，往往发生于高强度、高对抗性运动外伤和交通伤中。国外文献报道，后交叉韧带损伤在所有膝关节韧带损伤中占3%~20%，其中，30%是单独损伤，70%是合并其他韧带损伤。国内1999-2006年的一项流行病学研究显示，造成后交叉韧带损伤的因素中以交通事故伤最多，占66.84%，并且多伴有其他韧带联合损伤，联合韧带伤中合并内侧副韧带损伤最多，其次为合并前交叉韧带损

伤，合并外侧副韧带损伤较少。其次是运动伤，占33.16%，并且以单一后交叉韧带损伤为主。男性发病率高于女性，并且以35岁以内的年轻患者居多，这是因为剧烈对抗性运动、驾驶汽车或摩托车这些因素有明显男性化倾向。而年轻人运动量较大、运动程度激烈，因此较易发生后交叉韧带受伤。后交叉韧带损伤的机制主要包括胫前伤、过伸伤、过屈伤和屈曲内外翻伤，损伤后很少产生不稳定现象，主要表现为上下楼梯、上下坡及下蹲时乏力。大多数陈旧性损伤的患者以膝关节慢性疼痛为主诉。

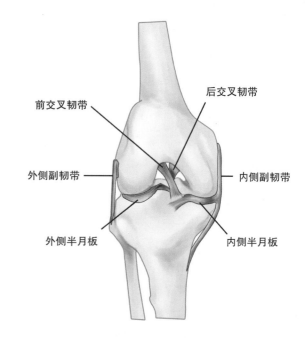

图7-1　前交叉韧带、后交叉韧带与双侧半月板（膝关节前面观）

【问题2】常见膝关节镜手术类型有哪些？

1）前交叉韧带重建术

前交叉韧带受损后,为了恢复运动能力和水平,

防止膝关节炎过早发生，需进行前交叉韧带重建。目前临床上应用最广泛的是自体移植物手术。腘绳肌腱重建法因手术创伤较小、韧带强度更高、不影响伸膝功能的优点成为目前的主流手术选择。常用的方法是游离半腱肌、股薄肌作为移植物。取腱切口位于胫骨结节内侧 1.5 cm、远侧 0.5 cm，长 2~3 cm，在缝匠肌腱膜深面探及股薄肌和半腱肌肌腱，切取股薄肌和半腱肌肌腱。手术过程主要包括自体移植物的切取和处理，胫骨隧道和股骨隧道的建立，以及移植物的置入和固定（见图7-2）。

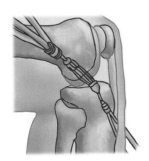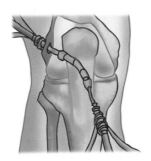

侧面观　　　　　　正面观

图7-2　前交叉韧带重建术示意图

前交叉韧带重建术术中骨隧道，从胫骨前内侧经胫骨髁间嵴到股骨后外侧

2）后交叉韧带重建术

后交叉韧带的血供非常丰富，因此后交叉韧带断裂后有相当强的自行愈合能力，对于急性期后交叉韧带不完全断裂，可以采取保守的治疗策略，以期充分利用其自行愈合能力。对于急性和陈旧性后交叉韧带完全断裂，则需进行手术治疗。

采用自体腘绳肌肌腱重建后交叉韧带的手术步骤与前交叉韧带重建术类似，区别主要在于骨隧道的位置和角度（见图7-3）。

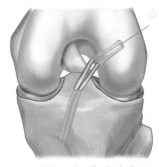

图7-3　后交叉韧带重建术示意图

后交叉韧带重建术术中骨隧道，从股骨后外侧经过胫骨髁间凹到胫骨后内侧

3）半月板修整术

半月板是两个位于股骨髁和胫骨平台之间的半月状纤维软骨（见图7-1），能增强膝关节的稳定性，同时还具有吸收冲击、转移承重、维持膝关节运动协调的作用。前交叉韧带损伤的患者很多伴有半月板的损伤。损伤后引起关节内出血和渗液，膝关节活动时感到弹动并发出弹响声。病程长者，股四头肌逐渐萎缩。新鲜损伤时立即接受半月板修整术愈合率较高。根据

7

半月板受损的部位及血供判断其愈合情况，若愈合率高，则手术缝补；若愈合率低，一般采取部分切除的方法。

半月板修整术的手术创伤较小，内侧半月板修整时，从前内侧入路插入关节镜、前外侧入路插入缝线套管；外侧半月板修整时，从前外侧入路插入关节镜，从前内侧入路插入缝线套管。因此，手术切口只需在髌骨两侧钻取两个小孔即可。

4）髌三联术

髌三联术包括髌骨外侧支持带松解术、内侧髌股韧带重建术、胫骨结节内移抬高术，是一种用于治疗髌骨脱位的手术方法。髌骨脱位既可能发生在剧烈运动和直接暴力时，也可能发生在一些小的活动中。而髌骨脱位往往具有复发性，一生只发生一次髌骨脱位的患者少见。因此，习惯性髌骨脱位往往需要通过手术治疗。

（1）髌骨外侧支持带松解术：松解范围为距髌骨外侧缘 1 cm，自髌骨尖水平髌腱外侧缘至髌骨外上极的外侧 2 cm、近侧 2 cm。

（2）内侧髌股韧带重建术：切取半腱肌肌腱，随后建立髌骨和股骨隧道，置入移植物。

（3）胫骨结节内移抬高术：沿胫骨结节外侧缘做一个长约 3 cm 的纵形切口，将胫骨结节的近端沿截骨面内移，以克氏针固定。

【问题3】膝关节的感觉由哪些神经支配？

1）膝关节浅层

为分布到皮肤和皮下组织的皮神经。

（1）膝前部：主要由股神经（$L_{2\sim4}$）分支支配，其中中间为股中间皮神经分布，髌骨下方部位为隐神经分支髌下支分布。

（2）膝后部：为股后皮神经（$S_{1\sim3}$）、闭孔神经（$L_{2\sim4}$）后支的皮神经分布。

（3）膝内侧：上半部分为闭孔神经（$L_{2\sim4}$）前支的皮神经，以及股神经（$L_{2\sim4}$）分支股内侧皮神经、隐神经分支分布，下半部分为胫神经（$L_{4\sim5}$，$S_{1\sim3}$）的皮神经分布。

（4）膝外侧：上半部分为股外侧皮神经（$L_{3\sim4}$）分布，下半部分为腓神经（$L_{4\sim5}$，$S_{1\sim3}$）返支分布。

2）膝关节深层

为分布到关节周围韧带、关节囊及进入关节内的神经分支。

（1）膝关节内侧：主要由股神经（$L_{2\sim4}$）分支分布，包括隐神经分支髌下支、股内侧肌肌支及其分支内侧副韧带神经，其中股内侧肌肌支另有分支分布膝前方关节囊，隐神经也有关节支分布髌腱、脂肪垫及前交叉韧带。

（2）膝关节外侧：主要由股神经（$L_{2\sim4}$）分支股外侧肌肌支、股中间肌肌支的分支和腓总神经（$L_{4\sim5}$，$S_{1\sim3}$）分支外侧副韧带神经、腓神经返支分布。

（3）膝关节后部：由胫神经（$L_{4\sim5}$，$S_{1\sim3}$）关节支和闭孔神经（$L_{2\sim4}$）后支的分支组成腘窝神经丛分布到后部关节囊、后交叉韧带、半月板（见图7-4）。

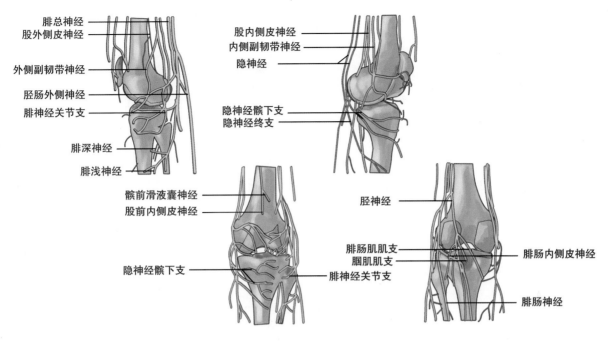

图7-4　膝关节的神经支配

知识点→半月板的神经分布

半月板是由胫神经关节支和闭孔神经后支的分支组成腘窝神经丛的分支支配，因此半月板修整术，除了需要阻滞支配手术切口的隐神经，还需阻滞胫神经和闭孔神经后支。

【问题4】术前评估的要点有哪些?

接受膝关节镜手术患者大多为青壮年，术前进行常规评估即可。术前访视重点应集中在既往病史、既往手术史、药物过敏史及是否有家族遗传病史。特别是影响麻醉方式选择的病史，如哮喘病史、家族内恶性高热史、腰椎间盘突出症、腰椎手术史、小儿麻痹症、外周神经损伤病史等需要重视。对于急性韧带损伤，卧床制动超过3天的患者应进行下肢深静脉超声检查，以判断是否存在下肢深静脉血栓形成。

【问题5】该患者选择何种麻醉方式?

膝关节镜手术麻醉方法的选择比较多。椎管内麻醉是目前大多数麻醉医师的首选，其优点在于操作简便，麻醉效果确切，对呼吸、循环干扰相对较小。对于椎管内麻醉禁忌的患者而言，气管内插管全身麻醉是一种选择，缺点在于术后镇痛效果不确切，对呼吸、循环干扰相对较大。近年来随着超声可视化技术的普及，外周神经阻滞逐渐成为膝关节镜手术麻醉的较好选择。

外周神经阻滞的优势在于：①阻滞了手术区

7

域疼痛传入纤维，镇痛确切；②术中血流动力学更稳定；③不影响正常的膀胱和肠道功能；④没有头痛并发症风险，无须术后卧床。但手术麻醉不仅仅需要考虑手术切口部位的疼痛应激，同时需要考虑止血带的不适反应，因此止血带部位以下的所有支配神经均需阻滞。而阻滞神经越多，神经损伤等并发症的发生率就越高，穿刺造成的疼痛和软组织损伤也越多。因此，选择性神经阻滞复合镇静或喉罩麻醉的方案应运而生，这种方案既可以提供完善的镇痛，同时又可以提供舒适的手术麻醉体验，是一种更好的麻醉方式。这也使得仅仅覆盖手术部位的选择性神经阻滞成为可能。选择对肌力影响相对小的神经阻滞入路来进行麻醉，能最大限度地保留患肢的运动功能，从而促使患者术后早期进行适当的主动功能锻炼，尽早下床活动。

知识点 → 股神经阻滞对股四头肌肌力的影响

由于股神经阻滞会造成股四头肌肌力削弱，特别是采用连续股神经阻滞镇痛的患者，即使每小时注射 0.1% 罗哌卡因 5 ml 仍然会对股四头肌肌力削弱 60%~70%，因此术后鼓励患者早期下床活动的同时，还要嘱咐患者预防因肌力削弱而导致跌倒。

二、术中管理

【问题6】术中需进行哪些监测？

无创血压、心电图、脉搏氧饱和度、体温是必要的监测。而对于实施喉罩麻醉或气管插管全身麻醉的患者，应持续监测呼气末二氧化碳分压和呼气末吸入麻醉剂浓度。

【问题7】若选择腰麻，如何实施？

通常采用 $L_{3\sim4}$ 间隙穿刺，针尖到达蛛网膜下腔，回抽脑脊液通畅，注射 0.5% 罗哌卡因 20 mg 或 0.5% 布比卡因 15 mg。麻醉平面稳定于 T_{10} 平面，即可进行膝关节镜手术。

【问题8】若选择单纯外周神经阻滞，如何实施？

单纯以外周神经阻滞完成膝关节镜手术，除了覆盖手术部位以外，还要去除大腿根部止血带的不适反应，因此需要阻滞支配下肢的 5 支神经：股神经、闭孔神经、股外侧皮神经、坐骨神经和股后皮神经。通常采用 0.5% 罗哌卡因，在超声引导下，股神经注射 10 ml，闭孔神经注射 8 ml，股外侧皮神经注射 2 ml，Labat 点坐骨神经注射 20 ml（见超声解剖图 26，图 28，图 29，图 30，图 33）。

【问题9】若选择外周神经阻滞复合喉罩麻醉，如何实施？

对于前交叉韧带重建手术，其手术区域主

要由股神经和坐骨神经支配，因此仅需要将此两支神经阻滞，然后行复合喉罩麻醉即可完成手术。可采用丙泊酚（2.5~3.5 mg/kg）静脉注射诱导，置入喉罩。术中给予吸入七氟醚，将呼气末七氟醚浓度维持在 0.7 MAC，同时保持自主呼吸频率在 10~14 次/min。术中若出现麻醉深度不足情况，如呼吸频率增快，心率加快，可静注芬太尼 10 μg 或舒芬太尼 2.5 μg。

由于神经阻滞控制了大部分手术区域的疼痛刺激，因此手术中仅需要使用少量阿片类药物消除留置喉罩的应激反应及止血带反应，在手术过程中保留自主呼吸。保留自主呼吸可以尽量减少对呼吸生理的干扰，同时降低发生胃内充气的风险。

三、术后管理

【问题10】该患者如何进行术后镇痛？

关节镜下前交叉韧带重建术虽然是微创手术，但术后仍有绝大部分患者有较为剧烈的疼痛。术前既有的前交叉韧带撕裂、术中的机械刺激、术后的炎症反应和康复训练等都是术后疼痛的组成原因。而前交叉韧带重建术后的康复训练对手术有着极其重要的意义，若缺乏早期康复训练的介入，极易导致韧带粘连、关节功能障碍，严重影响手术效果，其中股四头肌肌力的训练最为重要。因此，术后患者往往需要在良好的术后镇痛支持下，才能顺利完成早期康复计划，达到恢复膝关节功能的目标。以连续神经阻滞为基础的多模式镇痛近年来逐渐成为术后镇痛的较好选择。连续神经阻滞因其针对性强，镇痛效果佳，对机体其他系统影响小的优点成为多模式镇痛的中心环节。

【问题11】如何选择连续神经阻滞入路？

连续股神经阻滞是目前临床上采用最多的入路，但持续股神经阻滞显著削弱股四头肌肌力。研究显示，术后接受 48 h 连续股神经阻滞的患者在其后 6 个月的随访中，股四头肌肌力和各项运动能力测试评分均低于未接受连续股神经阻滞的患者。而且降低局麻药浓度、减小剂量并没有减少对股四头肌肌力的影响。因此连续股神经阻滞会影响术后康复锻炼（见超声解剖图 48）。

连续收肌管阻滞是近几年来兴起的一项新技术。收肌管内含股神经分出的股内侧肌支、隐神经、股内侧皮神经及闭孔神经关节支。其镇痛效果和连续股神经阻滞相似，而对股四头肌肌力的影响要小得多。相较于连续股神经阻滞，连续收肌管阻滞对于患者术后的康复锻炼更为有利。同时连续股神经阻滞置管部位位于腹股沟区，比较潮湿，又接近会阴区，相对收肌管部位，其潜在感染风险增大。另外，连续收肌管阻滞导管穿过缝匠肌，固定更加牢靠。因此，连续收肌管阻滞是前交叉韧带重建术术后镇痛的较好选择（见超声解剖图 49）。

7

【问题12】患者采用连续收肌管阻滞用于术后镇痛，当术后48h拔除收肌管置管后，患者遗留髌下区域皮肤麻木，是何原因？

可能为隐神经髌下支损伤。前交叉韧带重建术后，患者出现隐神经髌下支损伤发生率为53%，主要表现为髌下支支配区域感觉缺失和麻木。可能原因包括：收肌管置管，大腿止血带压迫，手术切断神经。由于在大腿止血带部位以及收肌管置管部位，髌下支尚未从隐神经分出，此处神经损伤除了造成髌下部皮肤麻木外，还会同时造成小腿和足内侧皮肤麻木，因此可以基本排除这两个可能原因。前文也提及隐神经髌下支在向皮下走行过程中，会在缝匠肌和股薄肌之间走行一段距离，而手术切取股薄肌肌腱作为自体移植物时，可能切断隐神经髌下支。此外，置入关节镜的手术切口本身就位于髌骨下缘，髌下支损伤的发生率在2%~22.2%，因此横行切口会比纵行切口较少损伤此神经。

（赵达强　周全红　汪其赟）

参考文献

［1］赵金忠. 膝关节重建外科学[M]. 郑州：河南科学技术出版社，2007:217-229; 236-245.

［2］Kaeding C C, Léger-St-Jean B, Magnussen RA. Epidemiology and Diagnosis of Anterior Cruciate Ligament Injuries[J]. Clin Sports Med, 2017, 36(1):1-8.

［3］Rothenberg P, Grau L, Kaplan L, et al. Knee Injuries in American Football: An Epidemiological Review[J]. Am J Orthop, 2016, 45(6):368-373.

［4］Orduña Valls J M, Vallejo R, López Pais P, et al. Anatomic and Ultrasonographic Evaluation of the Knee Sensory Innervation: A Cadaveric Study to Determine Anatomic Targets in the Treatment of Chronic Knee Pain[J]. Rag Anesth Pain Med, 2017, 42(1):90-98.

［5］Grevstad U, Mathiesen O, Valentiner L S,et al. Effect of adductor canal block versus femoral nerve block on quadriceps strength, mobilization, and pain after total knee arthroplasty: a randomized, blinded study[J]. Reg Anesth Pain Med, 2015, 40(1):3-10.

［6］Luo T D, Ashraf A, Dahm D L, et al. Femoral nerve block is associated with persistent strength deficits at 6 months after anterior cruciate ligament reconstruction in pediatric and adolescent patients[J]. Am J Sports Med, 2015, 43(2):331-336.

［7］Jaeger P, Nielsen Z J, Henningsen M H, et al. Adductor canal block versus femoral nerve block and quadriceps strength: a randomized, double-blind, placebo-controlled, crossover study in healthy volunteers[J]. Anesthesiology, 2013, 118(2):409–415.

[8] Anghelescu D L, Harris B L, Faughnan L G, et al. Risk of catheter-associated infection in young hematology/oncology patients receiving long-term peripheral nerve blocks[J]. Paediatr Anaesth, 2012, 22(11): 1110–1116.

[9] Dwyer T, Drexler M, Chan V W S, et al. Neurological complications related to elective orthopedic surgery. Part 2: Common Hip and Knee Procedures[J]. Regional Anesthesia and Pain Medicine, 2015, 40(5), 443–454.

7

全膝关节置换手术的麻醉 ⑧

问 题 摘 要

（1）膝关节炎的流行病学特征有哪些？

（2）全膝置换术的适应证和禁忌证有哪些？

（3）全膝置换术的手术步骤与手术入路有哪些？

（4）膝关节区域的感觉神经如何分布？

（5）该患者术前需做哪些检查与准备？

（6）全膝置换术的麻醉方式如何选择？

（7）该类手术麻醉如何实施？

（8）该患者术中的麻醉管理要点有哪些？

（9）术后镇痛如何实施？

（10）术后可能并发的神经损伤是什么？

病 例 摘 要

患者，男，66 岁，右膝关节外伤 20 余年，疼痛加重半年，口服羟考酮（奥施康定），10 mg，q12 h，3 个月。有高血压、房颤、冠心病病史，3 年前行房室结消融＋起搏器植入术，前降支置入支架 2 枚，现口服缬沙坦（代文），80 mg， qd；螺内酯（安体舒通），20 mg，qd；美托洛尔（倍他乐克），47.5 mg，qd；氯吡格雷（波立维），75 mg，qd。入院体检：神志清楚，体温 36.8℃ ，脉搏 62 次 /min，血压 142 mmHg /82 mmHg，呼吸 14 次 /min。身高 188 cm，体重 117 kg，BMI 33.1。心电图检查：心房颤动，频发室性早搏，VVI 形式起搏，感知及带动功能良好。心脏超声检查：左房增大，主动脉窦部增宽，LVEF 61%；血肌酐 123 μ mol/L。血气分析：pH7.38，$PaCO_2$ 41 mmHg， PaO_2 98 mmHg，BE-1.3 mmol/L。右膝关节 X 线检查：右膝关节骨端边缘及髌骨上下缘骨质增生，髁间突变尖，关节间隙狭窄。诊断：右膝骨关节炎。拟行"右膝关节置换术"。

一、术前评估与准备

【问题1】膝关节炎的流行病学特征有哪些？

全膝置换术（total knee arthroplasty, TKA）的主要病因是膝关节炎，其中骨关节炎和类风湿关节炎最为常见，少见的病因有无菌性坏死、创伤性关节炎等。目前，TKA已是美国单病种使用医疗资源最多的治疗项目。根据欧、美17个国家的统计，每年约有110万人行TKA，并以每年11%的速度递增。

随着全球人口老龄化，肥胖人群扩增，关节损伤增多，人们的生活质量要求提高，国内接受TKA的人群也正急剧增加。我国自20世纪80年代以来，就开始开展膝关节置换术的探索和应用。虽然临床上开展较多，但到目前为止鲜有相关的统计数据报告。上海市第六人民医院2012-2016年间TKA（4 460例）是2007-2011年间（2 159例）的2.06倍，其中89%以上的TKA为骨关节炎患者。

骨关节炎是一种与年龄相关的退行性病变，系由肥胖、劳损、创伤、关节先天性异常、关节畸形等诸多因素引起，以关节软骨退变、软骨下骨硬化、骨赘形成为主要临床表现，可同时伴有慢性疼痛、关节不稳、关节强直，影像学检查可表现为关节间隙狭窄。好发于负重大、活动多的关节，如膝关节（多与肥胖、损伤相关）、手部关节（多与过度使用有关）、髋关节（与先天或发育畸形有关），较少累及颈椎。本病症状多出现在40岁以后，平均手术年龄为70岁，女性约占64%。膝关节骨关节炎终末期病变的患者，占TKA 94%~97%。

类风湿关节炎是一种以关节病变为主并可累及心、肺等其他器官的慢性全身自身免疫性疾病。主要临床表现为小关节滑膜所致的关节肿痛，继而软骨破坏、关节间隙变窄，晚期因严重骨质破坏、吸收导致关节僵直、畸形、功能障碍。女性多于男性，约2~3:1，任何年龄均可发病，以20~50岁最多。类风湿关节炎新型生物治疗措施的临床应用，使因该种病变行TKA的数量减少。虽然该病变的患者年龄相对较轻，但关节病变累及颈椎、颞颌关节等导致困难气道；合并潜在的心肌炎、心脏瓣膜纤维化等心血管病变导致围手术期心脏事件发生的风险增大；术前常使用糖皮质激素，围术期需注意相关的并发症，并考虑激素替代治疗。

【问题2】TKA的适应证和禁忌证有哪些？

TKA又称三间室膝关节置换术，主要适应证是消除关节炎症所致的剧烈疼痛，提高患者的生活质量。手术人群包括：①年龄较大、活动较少的终末期骨关节炎患者；②年轻、但因全身关节炎多关节受累导致功能障碍的类风湿关节炎患者；③股骨坏死伴髁软骨下骨塌陷的患者；④中度关节炎及不同程度疼痛，同时伴有关节畸形并已开始影响人工关节置换术预后效果的患者。

TKA 的绝对禁忌证包括：①最近或既往有过膝关节化脓性感染、其他部位存在未愈感染；②伸膝解剖结构不完整或严重功能不全；③继发于肌无力的反屈畸形及无痛、功能良好的融合膝。相对禁忌证有很多，且有争议，术前任何可能对手术预后产生不良影响的情况均可被认为是相对禁忌证。

【问题3】TKA的手术步骤及手术入路有哪些？

20 世纪 70 年代 Insall 等设计的全髁假体（见图 8-1），标志着 TKA 进入了新纪元，TKA 术后优良率达 90% 以上，10 年以上生存率可达 96%。

1）手术步骤

（1）手术切口：患者取仰卧位，患侧膝关节前正中纵形切口，切开皮肤、皮下组织及筋膜，按内侧髌骨旁支持带切口入路，沿髌内侧切开关节囊及髌韧带内进入关节，翻转髌骨，切除骨赘、滑膜、髌下脂肪垫、内外侧半月板及前后交叉韧带。

（2）骨准备：股骨远端截骨采用髓内定位法，截骨时保持外翻外旋；胫骨平台截骨采用髓外定位法，保持截骨面后倾（见图 8-2）。

（3）假体植入：安置假体模板，测试开槽后安装股骨、胫骨假体，保证膝关节外翻，能完全伸膝，稳定。调整膝关节屈伸张力，根据术前有无内翻畸形松解内侧软组织及内侧副韧带，保证软组织平衡。安装固定股骨及胫骨假体（见图 8-3），膝外侧放置引流后逐层缝合切口。

2）手术入路

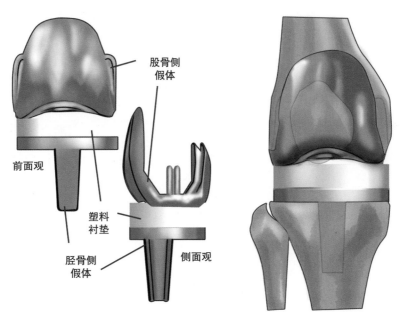

图8-1 膝关节置换术-假体

TKA 的成功不仅需要正确选择患者，采用优良合适的假体，合理选择皮下进入关节囊的手术入路也至关重要。内侧髌骨旁支持带入路（见图 8-4）是 TKA 标准的支持带入路。为减少髌股关节并发症和促进术后股四头肌的功能康复，也有学者介绍股肌下入路（Southern 入路）（见图 8-5）和经股内侧肌入路（见图 8-6）。术中尽量避免皮神经损伤，防止术后局部皮肤麻木，而关节支应尽可能切除，以降低术后髌股关节疼痛并发症的发生率。

【问题4】膝关节区域感觉神经如何分布？

膝关节前部的感觉运动主要由股神经（$L_{2~4}$）肌支、闭孔神经（$L_{2~4}$）前支及隐神经支配，后部主要由坐骨神经（$L_{4~5}$，$S_{1~3}$）及胫神经（$L_{4~5}$，$S_{1~3}$）、腓总神经（$L_{4~5}$，$S_{1~3}$）、闭孔神经（$L_{2~4}$）后支支配（见图 8-7）。

膝关节区域神经分布可分为浅层和深层，具体参见"7 膝关节镜手术的麻醉"。

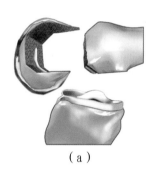 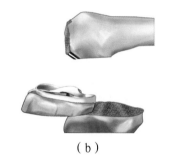 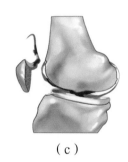

（a）   （b）   （c）

图8-2　膝关节置换术-骨准备

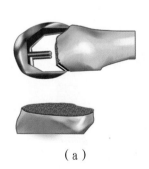 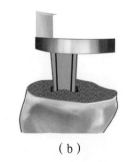 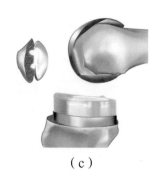

（a）   （b）   （c）

图8-3　膝关节置换术-假体植入

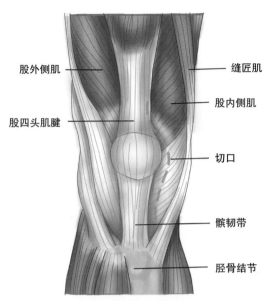

图8-4　内侧髌骨旁支持带入路

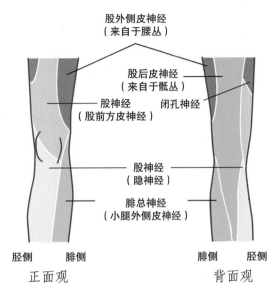

图 8-7　膝关节区域的感觉神经支配

【问题5】该患者术前还需做哪些检查与准备？

本例患者在 TKA 术前，除行常规术前检查（如心电图、血常规、电解质、尿液分析）和准备外，尚需行如下检查及准备。

1）心脏功能检查与评估

本例患者合并冠心病，术前应了解：①哪些心肌组织处于缺血的危险之中；②何种应激程度会诱发心肌缺血；③当前心功能是否处于最佳状态。

术前常规的无创检查包括 12 导联心电图、超声心动图，必要时可行冠状动脉 CT 检查。冠状动脉造影虽是冠心病诊断的"金标准"，但不作为术前常规检查。

如患者术前心脏处于不稳定状态，包括：①不稳定冠脉综合征；②失代偿心衰；③严重的心律失常；④严重的心脏瓣膜病变，即为高危心脏病变，需与心脏内科会诊后共同决策。

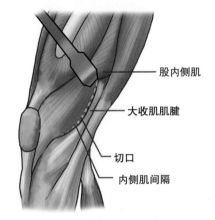

图8-5　股肌下入路

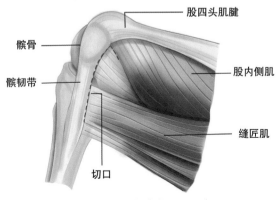

图8-6　经股内侧肌入路

8

本例患者的心脏状况稳定。

2）心脏起搏器术前检查与准备

本例患者放置了心脏起搏器，术前必须明确：①患者安装的是何种起搏器，放置原因及使用时间；②目前是否为起搏器依赖状态；③心脏超声检查左心房是否有附壁血栓。

3）深静脉血栓术前检查与预防

TKA 术后深静脉血栓（DVT）发生率高达30.8%~58.2%，术前应了解患者是否合并存在围术期发生 DVT 的高危因素，如高龄、肥胖、吸烟、卒中、肾病综合征、长期制动、血栓栓塞史、充血性心脏病、股静脉内置管、口服雌激素、肠炎、静脉曲张、高度紧张、糖尿病及冠心病等。术前应行双下肢深静脉彩色多普勒超声检查，以筛查术前下肢深静脉血栓形成的患者。

对于 DVT 的高危患者，术前应预防性使用低分子肝素、弹力袜或空气压力泵等预防措施。

4）常规口服药物在术前的调整

缬沙坦是血管紧张素 Ⅱ 受体拮抗剂，术前24 h停药。如诱导时发生低血压，建议使用血管加压素或去甲肾上腺素逆转。

螺内酯属于利尿剂，是醛固酮的竞争性抑制剂，术日停药。

美托洛尔是 β_1 肾上腺素受体阻滞剂，可服用至术日晨。

氯吡格雷是一种血小板聚集阻滞剂，择期手术前，需停药 5~7 天，使用血小板膜糖蛋白（GP）Ⅱb/Ⅲa 受体阻断剂（替罗非班），或低分子肝素

做桥接治疗，如依诺肝素 40 mg，q12 h 皮下注射。术前最后一次注射应仅给予半量，且在术前24 h 进行。

【问题6】该患者手术麻醉方式如何选择？

TKA 的麻醉方式可选择全身麻醉、椎管内麻醉（腰麻或硬膜外阻滞）或神经阻滞。

气管内插管全身麻醉，适合多数患者。本例患者合并心脏病，围术期生理影响相对大，术后镇痛不完善，不利于早期功能锻炼。

腰段硬膜外阻滞可胜任手术麻醉要求，应注意术中低血压的发生率较全身麻醉高。如选择硬膜外阻滞，必须符合椎管内操作常规，尤其是患者出凝血功能，是否正在或将要使用抗凝药物，并严格参照使用抗凝或抗血小板药物治疗患者的椎管内操作规范执行（见表8-1）。本例患者术后将及早恢复抗凝治疗，并且腰段硬膜外阻滞对心脏无保护作用，同时术后镇痛还需严密注意硬膜外血肿的风险，效益/风险低。

腰麻阻滞平面达到 T_{10}，可以满足手术的镇痛需求且能良好地阻断止血带反应，亦不影响术后预防性药物抗凝治疗。为了减少腰麻后低血压的发生，同时增加患者的舒适度，加速术后下肢活动的恢复，可选择单侧腰麻。鞘内给予不含防腐剂的阿片类药能延长术后镇痛时间，但可能增加尿潴留、瘙痒的发生率。

腰丛阻滞联合坐骨神经阻滞（骶旁或 Labat点），能满足手术需求，但应注意局麻药浓度和

总量，避免局麻药过量。对于有糖尿病周围神经病变、脊髓病史或椎管狭窄等患者，应慎行神经阻滞。TKA 可能并发腓总神经损伤，行坐骨神经阻滞前，应征询外科医生，如外科医生顾虑较大时应避免行坐骨神经阻滞。

股神经、闭孔神经阻滞或加坐骨神经阻滞，复合喉罩麻醉，对生理影响小，苏醒迅速，术后镇痛满意，可用于高龄、心肺功能不全等患者。

选择何种麻醉方式，需根据患者的个体情况权衡利弊。无依据表明区域麻醉或全身麻醉对患者的远期预后更有利。

表8-1　抗凝治疗患者的椎管内操作规范

抗凝药物	穿刺或拔管前 需停药时间	穿刺或拔管后 需停药时间	监测和预警
普通肝素（静脉）	2~4 h，或APTT在正常范围内；使用＞5天应监测血小板计数	操作无创伤，1~2 h；有创伤，6~12 h	APTT，anti-Xa/IIa，ACT
预防剂量低分子肝素，依诺肝素（Lovenox）qd	12 h	≥2~4 h；穿刺针尖有创伤需24 h	anti-Xa
治疗剂量低分子肝素，依诺肝素（lovenox）q12 h	24 h	≥2~4 h；穿刺针尖有创伤需24 h	anti-Xa
阿司匹林	无	无限制	
华法林	INR≤1.5，4~5天	INR<1.5	INR
氯吡格雷	5~7天	≥2 h	
噻氯匹定	14天	≥2 h	
依替非巴肽/替罗非班	8 h	≥2 h	
阿昔单抗（abciximab）	48 h	≥2 h	
比伐卢定（bivalirudine）	不推荐	不推荐	APTT
阿加曲班（argatroban）	不推荐	不推荐	APTT
达比加群（dabigatran）	4~5天	6 h	APTT
磺达肝素（fondaparinux）	3~4天	≥12 h	anti-Xa
利伐沙班（rivaroxaban）	3天	6 h	anti-Xa,PT
阿哌沙班（apixaban）	3~5天	6 h	anti-Xa,PT

注：该表摘自2010年美国区域麻醉与疼痛医学协会《抗凝或抗血小板治疗患者实施区域麻醉》，APTT=活化部分凝血活酶时间；PT=凝血酶原时间；ACT=活化凝血时间；INR=国际标准化比值；Anti-Xa=抗Xa因子；qd=每日1次；q12 h=每12小时1次。

8

二、术中管理

【问题7】术中需进行哪些监测？

常规监测心电图、血压、SpO_2、呼气末 CO_2 分压和体温。本例患者合并冠心病，Ⅱ导联与 V_5 导联心电图是监测围术期心肌缺血最简单易行的方法。必要时行经食管超声心动图（transesophageal echocardiography，TEE）检查。冠心病及起搏器植入患者常规监测有创动脉血压，并可监测血气分析。初次 TKA 预期手术时间在 60~90 min，麻醉时间约为 2 h，术中出血 <200 ml，可不行中心静脉置管及留置导尿管等有创操作。

【问题8】如选择外周神经阻滞复合喉罩麻醉，如何实施？

可先在超声引导下行股神经阻滞（0.375% 罗哌卡因 20 ml）、闭孔神经阻滞（前支与后支 0.375% 罗哌卡因各 5 ml）及坐骨神经阻滞（0.375% 罗哌卡因 20 ml）（见超声解剖图 26，图 28，图 36），联合喉罩麻醉。本例患者为老年心脏病患者，可考虑采用静吸复合诱导，静注丙泊酚 1 mg/kg 后，吸入 6% 七氟醚，新鲜气体流量 8 L，待下颌松弛后置入喉罩。术中吸入七氟醚，维持呼气末 MAC 值 0.7。必要时分次静注芬太尼 10~20 μg 或舒芬太尼 3~5 μg，以保留自主呼吸，维持呼吸频率在 10~16 次/min。

【问题9】该患者术中麻醉管理要点有哪些？

该患者合并冠心病，术中维持氧供需平衡至关重要，措施包括：控制心室率在 50~70 次/min；维持适当的容量负荷；确保血红蛋白含量在 80 g/L 以上；保持血压平稳，血压波动控制在基础值 ±20% 范围内。其他术中管理要点有：①避免低氧血症和二氧化碳潴留或过度通气；②为减少手术失血量，可在切皮前静注氨甲环酸 1 g，缝合切口时追加 1 g；③及时纠正电解质和酸碱紊乱；④使用保温措施以保持体温正常或 ≥ 36℃；⑤非术侧下肢穿弹力袜或术中使用空气压力抗拴泵；⑥避免心脏处于电刀回路内，电极板贴于非术侧下肢；⑦注意骨水泥植入综合征（BCIS）发生的可能性。

【问题10】起搏器在术中如何管理？

起搏器植入的患者，术中需关闭监护仪的呼吸监控功能；如为除颤型起搏器，术前需关闭起搏器的除颤和复律功能。

对于起搏器依赖的患者，术中应注意：①严密监测心电图，尤其是在使用电刀电凝时，及时发现起搏器功能异常；②尽量缩短高频电刀电凝使用时间以避免电磁干扰；宜使用双极电凝，但其功率较低，适用于小出血点电凝；如需使用单极电凝，应避免起搏器位于电凝顶端与接地线的回路内，并且接地线远离起搏器（>16 cm），使电流影响降至最低，TKA 时将电极板贴于非术侧下肢即可；如怀疑电磁干扰导致起搏功能异常，应要求术者暂停操作，在起搏器上放置磁铁使其失去感知功能，按固定频率起搏；③一旦发生恶性室性心律失常，应及时通过体外除颤贴片进行体外除颤，尽量使用最低输出功率；如为植入式心律转复除颤器（implantable cardioverter defibrillator，ICD），建议移除磁铁，恢复 ICD 功能；④震颤、发抖及大潮气量等可能引起肌电干扰和电磁干扰，应尽量避免。

三、术后管理

【问题11】如何选择术后镇痛方案？

TKA 术后功能锻炼极其重要，占总工作量的 50%，手术本身仅占 50%。只有完善的术后镇痛才能确保良好的功能锻炼。TKA 术后镇痛原则是以区域麻醉为基础的多模式镇痛。

TKA 术后镇痛可选择以下方案之一：

1）外周神经阻滞

（1）股神经阻滞（femoral nerve black，FNB）：是目前 TKA 术后多模式镇痛的基准。超声引导下单次 FNB 给予 0.25% 罗哌卡因 20 ml，如行股神经置管可实施连续 FNB，以 0.2% 罗哌卡因 5 ml/h 维持（见超声解剖图 48）。无论是单次或连续 FNB，均有确切镇痛效果，能减少围术期并发症，缩短住院时间，增加患者满意度。连续 FNB 相较于单次 FNB，在术后 24 h 后，活动时疼痛评分更低，阿片药用量更少，更利于早期功能锻炼。

仅使用 FNB 并不能提供完整的膝关节镇痛，有研究显示联合单次坐骨神经阻滞（sciatic nerve block，SNB）（0.25% 罗哌卡因 20~30 ml），可加强连续 FNB 在术后 8 h 内的镇痛效果；连续 FNB 联合连续 SNB（见超声解剖图 50），则镇痛优势可延续至术后 48 h。腓总神经关节支部分作用于膝前外侧和外侧，因此远端腘窝进路 SNB 也可增强 FNB 镇痛效果，而且该进路相较于近端进路更简单易行，患者更易耐受。

常规联合 SNB 尚存顾虑：①影响正常坐骨神经运动功能，导致术后即刻判断手术引起的腓总神经损伤有困难；②对坐骨神经运动功能的阻滞影响术后早期康复锻炼。故行 SNB 前，应征询外科医生，如外科医生顾虑腓总神经损伤可能性较大时应避免使用，或在术后神经功能评估后再行 SNB。

如行双侧膝关节同时置换术，为防止局麻药中毒，可仅同时行单次双侧股神经阻滞镇痛，而不联合其他部位神经阻滞。

（2）收肌管阻滞（adductor canal block，ACB）：是将股神经阻滞向远端终末感觉支隐神经移动，尽可能减少局麻药对股四头肌肌力的影响，镇痛效果与 FNB 相似（见超声解剖图 49）。

2）硬膜外镇痛

硬膜外镇痛作为硬膜外麻醉的延续，镇痛效果确切，但常会双下肢阻滞，并且合并低血压的发生率较高。如局麻药联合阿片类药物镇痛尚有尿潴留、瘙痒等问题。术后常规使用预防性抗凝治疗的患者,硬膜外阻滞对于 DVT 的预防作用较全麻术后并无优势。随着超声应用的普及,硬膜外镇痛已逐渐被外周神经阻滞所取代。

3)局部浸润镇痛

局部浸润镇痛(local infiltration analgesia, LIA)是应用 100~150 ml 局麻药混合液(罗哌卡因 0.2%,酮咯酸 30 mg,肾上腺素 2.5 μg/ml),于手术开始时在手术切口处予 20 ml 皮内浸润,术中骨水泥注入前予 50 ml 浸润切口旁关节囊后方,包括股中间肌、股外侧肌和外侧副韧带处,术毕予 30 ml 关节囊内注射,以达到术后镇痛的目的。混合液也可加入阿片类药或激素等加强镇痛效果。有研究显示术后 24 h 内,连续 FNB 与 LIA 比较,静息疼痛程度、阿片药用量相似,但活动时连续 FNB 优于 LIA。LIA 相较于外周神经阻滞无相应的运动功能影响,并且操作简便,无须额外工具。

目前关于 TKA 的各种镇痛方式仍在不断更新中,但其原则仍是在区域麻醉的基础上,使用静脉阿片类药物患者自控镇痛(patient controlled analgesia, PCA),除患者有禁忌外,均应联合应用非甾体类抗炎药如选择性 COX-2 抑制剂,或对乙酰氨基酚,能很好地改善患者术后疼痛评分,有助于术后康复锻炼,并减少阿片类药物用量,降低与之相关的不良反应。

本例患者为冠心病冠脉支架术后,不宜长期使用 NSAIDs,并且术前口服羟考酮 10 mg/d 达 3 个月以上,因此该患者术后镇痛应实施以周围神经阻滞为主,配合阿片类药物 PCA,并

联合应用对乙酰氨基酚的多模式镇痛方案。

常用阿片类药物的等效剂量换算如表 8-2 所示。

> **知识点→阿片类药物耐受**
>
> 阿片类药物使用如达到以下剂量:口服吗啡 60 mg/d,或芬太尼透皮贴剂 25 μg/d,或口服羟考酮 30 mg/d,或口服氢吗啡酮 8 mg/d,或等效剂量的其他阿片类药物,持续 1 周或更长时间,则为阿片类药物耐受。

【问题12】患者术后第1天下床出现术侧足下垂,可能的原因有哪些?

可能为腓总神经麻痹,这是 TKA 术后少见但十分严重的并发症之一,发生率为 0.3%~4%。腓总神经损伤的实际发生率可能更高,但由于症状不典型而被忽略。

Jacob AK 等一项 1988-2007 年的 TKA 术后周围神经损伤的研究显示,虽然这 20 年周围神经阻滞急速增加,但周围神经损伤总体发生率(0.79%)并未随之增多。可见,区域麻醉并不增加 TKA 术后周围神经损伤的风险。

研究认为,造成 TKA 术侧下肢麻痹的原因包括:①膝关节外翻畸形或屈曲挛缩畸形;②伤口血肿压迫;③硬膜外阻滞;④止血带使用时间过长及术后加压包扎过紧;⑤手术操作不当引起的直接损伤;⑥后期假体松动或聚乙

表8-2　阿片类药物剂量换算表

药物	非胃肠给药	口服	等效剂量
吗啡	10 mg	30 mg	非胃肠道∶口服=1∶3
羟考酮		10 mg	吗啡（口服）∶羟考酮（口服）=1.5~2∶1
芬太尼透皮贴剂	25 μg/h		q72 h=1/2×口服吗啡mg/d

烯垫的磨损及移位压迫腓总神经；⑦有周围神经病变病史，椎管狭窄或脊柱手术史。

　　因坐骨神经阻滞会延误腓总神经损伤的诊断，故术前有膝关节外翻畸形或屈曲挛缩畸形、周围神经病变、椎管狭窄或脊柱手术史等患者，不建议行坐骨神经阻滞。

知识点→腓总神经麻痹临床表现

　　典型的腓总神经麻痹出现在术后即刻或2天内。临床表现包括运动功能障碍尤其是无力或足跚趾、踝关节背伸障碍，并伴有感觉障碍包括足背麻木或感觉异常。患者一旦开始康复锻炼，则出现足下垂，即在行走中的摆动相出现足趾拖行。

（费　敏　仓　静）

参考文献

［1］Terry Canale S, Beaty James H. Campbell's operative orthopaedics[M]. 12th ed, 2013: 348-408.

［2］Ronald D. Miller. Miller's Anesthesia [M]. 5th ed, 2014:2386-2406.

［3］Johnson R L, Kopp S L.Optimizing perioperative management of total joint arthroplasty[J]. Anesthesiol Clin, 2014, 32(4):865-880.

［4］Danninger T, Opperer M, Memtsoudis S G. Perioperative pain control after total knee arthroplasty: An evidence based review of the role of peripheral nerve blocks[J]. World J Orthop, 2014, 5(3):225-232.

［5］Webb C A, Mariano E R.Best multimodal analgesic protocol for total knee arthroplasty[J]. Pain Manag, 2015, 5(3):185-196.

［6］Bauer M C, Pogatzki-Zahn E M, Zahn P K. Regional analgesia techniques for total knee replacement[J]. Curr Opin Anaesthesiol, 2014, 27(5):501-506.

［7］Johnson R L, Kopp S L, Burkle C M, et al. Neuraxial vs general anaesthesia

8

for total hip and total knee arthroplasty: a systematic review of comparative-effectiveness research[J]. Br J Anaesth, 2016, 116(2):163-176.

［8］Nercessian O A, Mgwonali O F, Park S. Peroneal nerve palsy after total knee arthroplasty[J].J Arthroplasty, 2005, 20(8):1068-1073.

［9］Swarm R A, Abernethy A P, Anghelescu D L, et al. National Comprehensive Cancer Network. Adult cancer pain[J]. J Natl Compr Canc Netw, 2013, 11(8):992-1022.

［10］范羽，仓静，薛张纲. 急性小肠梗阻伴亚急性前壁心梗患者的麻醉管理[J].中华麻醉学杂志,2016,36(1):16-19.

［11］Mei S, Jin S, Chen Z, et al. Analgesia for total knee arthroplasty: a meta-analysis comparing local infiltration and femoral nerve block [J]. Clinics (Sao Paulo), 2015, 70(9):648-653.

［12］Macfarlane A J I, Prasad G A, Chan V W, et al. Does regional anesthesia improve outcome after total knee arthroplasty? [J]. Clin Orthop Relat Res, 2009, 467(9):2379-2402.

［13］Chan E Y, Fransen M, Parker D A, et al. Femoral nerve blocks for acute postoperative pain after knee replacement surgery [J]. Cochrane Database Syst Rev, 2014, 13(5): CD009941.

［14］Abdallah F W, Madjdpour C, Brull R. Is sciatic nerve block advantageous when combined with femoral nerve block for postoperative analgesia following total knee arthroplasty? a meta-analysis [J]. Can J Anaesth, 2016, 63(5):552-568.

［15］Jacob A K, Mantilla C B, Sviggum H P, et al. Perioperative nerve injury after total knee arthroplasty: regional anesthesia risk during a 20-year cohort study [J]. Anesthesiology, 2011, 14(2):311-317.

［16］Ilfeld B M, Madison S J. The sciatic nerve and knee arthroplasty: to block, or not to block--that is the question [J]. Reg Anesth Pain Med, 2011, 36(5):421-423.

［17］余正红，蔡胥，赵卫东，等. 膝关节神经分布的解剖学研究及其临床意义[J].中国临床解剖杂志, 2008, 26(1):11-16.

［18］Li J, Halaszynski T. Neuraxial and peripheral nerve blocks in patients taking anticoagulant or thromboprophylactic drugs: challenges and solutions [J]. Local Reg Anesth, 2015, 4(8):21-32.

骶尾部骨肿瘤手术的麻醉

问题摘要

（1）骶尾部骨肿瘤的流行病学特征有哪些？

（2）骶尾部的血液供应有什么特点？

（3）骶尾部骨肿瘤的手术方式有哪些？

（4）术前需做哪些特殊检查与准备？

（5）术中腹主动脉球囊阻断术如何应用？

（6）术中监测与麻醉管理的要点有哪些？

（7）骶尾部骨肿瘤手术术后如何处理？

病例摘要

患者，女，62 岁，体重 64 kg，因骶尾部酸胀、双下肢麻木入院。患者既往有高血压病史，口服硝苯地平控释片（拜新同），30 mg，qd，血压控制良好。ECG 检查：窦性心动过缓。骶尾部 CT 及 MRI 检查：骶尾部脊索瘤。拟行"骶尾部骨肿瘤切除术"。

一、术前评估与准备

【问题1】骶尾部骨肿瘤的流行病学特征有哪些？

骶尾部骨肿瘤可分为原发性和转移性两大类。原发性骶尾部骨肿瘤占骨肿瘤总数的 1% 左右，包括良性及原发性恶性肿瘤。发生于骶尾部的良性骨肿瘤占全身良性骨肿瘤的 1.1%；发生于骶尾部的恶性骨肿瘤占全身恶性骨肿瘤的 3.92%，其中脊索瘤占 50%。有国内医院统计了 1997-2006 年骶尾部骨肿瘤共 234 例，其中良性有 60 例，占 25.6%，恶性有 174 例，占 74.4%。

骶尾部良性骨肿瘤最多见的是骶骨周围神经源性肿瘤（主要包括神经纤维瘤和神经鞘瘤），占原发性骶尾部骨肿瘤的第 3 位，在各年龄段的患者均可见，多位于上部骶椎。

骶尾部恶性肿瘤常见的有脊索瘤、骨巨细胞瘤、软骨肉瘤等。脊索瘤和骨巨细胞瘤分别占原发性骶尾部骨肿瘤的第 1 和第 2 位。

脊索瘤来源于胚胎脊索的残余，可发生于任何年龄，40~50 岁最多见，男性多于女性（2:1），约占骶尾部骨肿瘤的 41%。脊索瘤分布在整个中轴骨，55% 发生在骶尾部。

骨巨细胞瘤好发于 20~40 岁的年轻成年人，约占骶尾部骨肿瘤的 23%。发生于骶骨的骨巨细胞瘤常累及高位骶骨。部分病变可以突破骨皮质形成比较大的软组织肿块，甚至侵犯骶髂关节及部分骶骨。

发生于骶骨的软骨肉瘤极其少见。

【问题2】骶尾部的血液供应有什么特点？

骶骨的解剖位置较深，周围毗邻脏器多，并且血液供应丰富，侧支循环复杂，故手术难度大。术中大量出血一直都是骶尾部肿瘤手术比较棘手的问题。有文献报道骶尾部脊索瘤手术术中出血量平均为 5 000~7 000 ml。

骶尾部的血液供应有以下两个特点：

（1）血液供应丰富：骶尾部的血液供应除主要来自于双侧髂内动脉后干分支、骶正中动脉外，还有腹主动脉和髂外动脉的侧支循环。

（2）侧支循环广泛：有髂内动脉、骶正中动脉与腹主动脉、髂外动脉的侧支循环，包括臀上动脉与腹主动脉的肋下、肋间动脉的吻合；臀上、下动脉与髂外动脉的股深动脉的吻合；骶外侧动脉与骶正中动脉的吻合等。

除血液供应的特点外，骶尾部肿瘤手术术中出血凶猛的原因还包括以下因素：①肿瘤供血血管增生增粗，内部及周围血池形成，吻合支及静脉血管广泛生成；②肿瘤生长部位与大血管距离近，其供血血管及病变区内血压高，损伤后出血速度快；③髂总或髂内静脉及骶前静脉丛可因肿瘤压迫而充血，操作中很容易破裂出血；④骶骨多为松质骨，出血多，不易止血。

【问题3】骶尾部骨肿瘤的手术方式有哪些？

对于骨肿瘤，可采用的外科治疗方式很多，手术的目的在于尽可能做到将肿瘤完全切除，同时又要最大限度地保留宿主骨的功能。因此根据肿瘤性质不同而选择不同的外科手术的切除范围十分重要。骨肿瘤的外科手术边界的确定与预先确定的肿瘤分期有直接关系。根据切除边界与肿瘤之间的解剖位置将骨肿瘤的手术方式分为 4 种。

（1）囊内切除：手术切除边界在肿瘤的假包膜以内，可累及肿瘤假包膜。其典型术式为肿瘤刮除术。

（2）边缘性切除：切除假包膜，整块切除肿瘤。

（3）广泛性切除：指整块切除肿瘤的同时将肿瘤周围附着包裹的部分正常组织一并完整切除。常见的术式有扩大的局部切除术。

（4）根治性切除：是指将发病的骨连同附属组织从关节至关节完整切除。

前两种手术方式对于良性骨肿瘤最为常用，后两种则更多用于治疗恶性骨肿瘤。

由于脊索瘤发展缓慢，转移也不多见，理想的治疗方法是手术彻底切除整个肿瘤。但由于其解剖部位特殊，根治性切除在临床上往往很难达到，现脊索瘤最常用的手术方法是肿瘤的广泛切除。若肿瘤位于 S_3 椎体以下，通常选择下段骶骨完整切除，对于 S_4 和 S_5 神经根可选择性切除；若肿瘤位于 S_2 及以上（高位脊索瘤），可行囊内刮除或部分切除术，尽量保存 S_3 及其以上神经根，降低术后并发症，但术后易复发。

骨巨细胞瘤是一种交界性肿瘤，即使镜检为 I 级，仍有转移和恶变的趋势，所以治疗应以广泛性切除为主，必要时行融合和内固定术。但有时病变范围较大，周围解剖关系复杂，理想的切除一个或数个椎体有较大困难，可行部分切除、刮除及植骨，但复发率较高。

发生于骶尾部的神经源性肿瘤最多见的是神经鞘瘤，该肿瘤为良性肿瘤，行摘除术或刮除术即可治愈。

【问题4】针对骶尾部骨肿瘤手术术中大量出血有哪些应对措施？

目前，最常采用的是术前选择性动脉造影栓塞术和腹主动脉球囊阻断术。

1）术前选择性动脉造影栓塞术

包括术前血管造影和栓塞两部分：

术前血管造影的主要目的是显示肿瘤侵犯范围、肿瘤供血血管和供应脊髓的 Adamkiewicz 动脉（最大的脊髓前根动脉），为随后的肿瘤栓塞、手术切除及防止肿瘤血管漏栓、Adamkiewicz 动脉误栓提供影像学依据。一旦 Adamkiewicz 动脉显影，则不宜行术前栓塞。如误栓此动脉，可导致严重脊髓损伤。

术前栓塞的关键是栓塞物质的选择及栓塞后与手术间隔时间的长短。术前栓塞肿瘤的供血动脉常用医用吸收性明胶海绵，这是一种可溶性栓塞材料，可在体内经蛋白分解酶作用降解并吸收，因此为防止被栓塞的血管再通和邻近侧支循环的重建，于栓塞后 24 h 内手术效果较好。有多项研究证实，术前栓塞能够有效地减少术中出血，提高手术成功率，是一种有价值的术前辅助性方法。但由于长时间完全阻断了血流或发生误栓、栓塞剂逆流及分流等情况，可能会导致一些并发症的发生，如脊髓或周围神经损伤、下肢缺血性损伤、局部缺血性疼痛、性功能障碍等。对于栓塞的动脉有一定的选择性，如肿瘤是由髂外动脉供血，或是由直接供应皮肤、肌肉的血管供血，由于会造成皮肤、肌肉的缺血性坏死，故不宜进行栓塞。

2）腹主动脉球囊阻断术

由于术前选择性动脉造影栓塞术的局限性，受球囊导管在心血管外科应用的启发，术中采用球囊导管置入，暂时性阻断腹主动脉血流，控制骨盆及下腰椎肿瘤手术的出血，获得了满意的临床效果。该方法具有微创、可操作性强、止血效果好、并发症少等优点。

此外，还有低温麻醉、术中控制性降压、预先腹腔镜下结扎髂内及骶正中动脉等方法可用于减少术中出血。

9

83

【问题5】术前需做哪些特殊检查与准备?

除了各项术前常规检查外,该类患者还需检查腹部及下肢血管超声,主要检查有无动脉斑块形成,有无血管畸形,腹主动脉、左右髂总动脉、股动脉的内径及肾动脉开口距腹主动脉末端的距离。一般根据腹主动脉内径的大小选用适宜的球囊导管。

本例患者将在腹主动脉球囊阻断术的辅助下行骶尾部脊索瘤切除术,根据术前腹部 B 超检查的提示(肾动脉开口下方腹主动脉内径 2.2 cm,左右髂总动脉内径分别为 1.1 cm、1.3 cm,肾动脉开口距腹主动脉末端距离为 6.0 cm)选择大小合适的圆柱形球囊。圆柱形球囊因与血管壁接触

知识点→腹主动脉球囊阻断术的绝对和相对禁忌证

绝对禁忌证:

(1)腹主动脉病变如腹主动脉瘤等。

(2)腹主动脉内径大于球囊最大外径的 90%。

(3)严重凝血功能障碍。

(4)腹股沟股动脉穿刺点处感染性病变。

相对禁忌证:

(1)心肺功能差。

(2)腹主动脉内多发粥样硬化斑块形成。

(3)下肢缺血性病变如糖尿病足等。

面积大,故控制出血效果比球形球囊更佳。

二、术中管理

【问题6】腹主动脉球囊如何放置及定位?

待患者全身麻醉诱导后,选取右侧股动脉穿刺(Seldinger 法),置入经皮动脉鞘管,动脉鞘侧管连接有创动脉测压,对侧足趾连接脉搏氧饱和度探头测定 SpO_2。将大小合适的球囊导管置入动脉鞘。导管置入 20~30 cm 后进行定位。采用监测穿刺侧有创动脉压波形、对侧足趾 SpO_2 波形的方法定位球囊的位置(见图 9-1、图 9-2)。在确定球囊进入腹主动脉后再向上放置 2~4 cm(取决于肾动脉开口距腹主动脉末端的距离)后固定导管。一般肾动脉开口距腹主动脉末端距离 ≥ 6 cm,这样既可以保证肾脏的血供,又可以防止球囊滑入髂总动脉。最后通过超声进一步确定球囊的位置(见图 9-3)。

术中阻断腹主动脉后,经由动脉鞘管注射肝素水 200 ml(1.25 IU/ml)至球囊下端防止远端血管内血栓形成。每隔 15 min 经由球囊末端管腔注射 1~2 ml 肝素水(12.5 IU/ml)至腹主动脉防止球囊周围血栓形成。

【问题7】术中如何把握腹主动脉球囊阻断的时机和时间?

由于球囊阻断的时间有限制,故应严格把握阻断的时机。通常在处理肿瘤主要部分,即

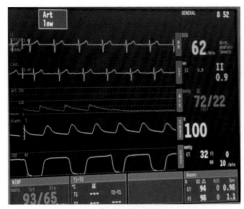

图9-1 球囊位于髂总动脉内

图示穿刺侧有创动脉压波形随着球囊充盈逐渐消失，而对侧足趾SpO_2波形正常，说明球囊位于穿刺侧髂总动脉内。

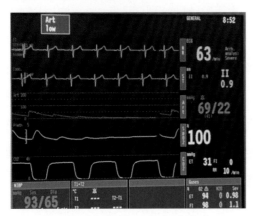

图9-2 球囊位于腹主动脉内

图示穿刺侧有创动脉压波形和对侧足趾SpO_2波形随着球囊充盈同时消失，说明球囊位于腹主动脉内。

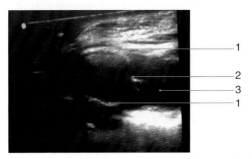

图9-3 超声下显示充盈后的球囊及其位置

1为注水后的扩张球囊；2为导管顶端；3为腹主动脉

肿瘤的供血血管以及肿瘤的蒂的时候开始阻断腹主动脉。如遇多次手术或放疗引起肿瘤周围组织粘连严重，出血多则可随时阻断。阻断时间通常在1 h以内，若手术没有完成，可与手术医生沟通，球囊释放10 min后再次阻断，可反复多次阻断。球囊释放期间应注意手术创面的出血情况。

知识点→如何把握球囊的充水量

腹主动脉球囊阻断时为了避免腹主动脉内膜损伤、血栓形成等并发症的发生，阻断动脉时应严密监测动脉波形，波形变为直线时即刻停止注射生理盐水。如再增加生理盐水注射量，对阻断效果没有进一步的提升，反而增大对血管壁的压力。

【问题8】如术中腹主动脉球囊阻断后止血效果不佳，原因有哪些？如何处理？

若术中腹主动脉球囊阻断后效果不佳，出血多，可从以下几方面考虑。

（1）患者血压较高，对球囊尖端的冲击较大，使球囊与血管壁贴合不紧密，可能存在阻断不完全，一般发生在开始阻断的前几分钟，可在允许的范围内加深麻醉，或使用降压药控制性降压。

（2）球囊位置过深或过浅。过深腹主动脉增宽，阻断效果不理想；过浅球囊位于髂总动脉内，无法完全阻断，需重新定位球囊的位置。

9

（3）肿瘤本身血供丰富，侧支循环较多，此类情况需辅以控制性降压、低温麻醉等方法以减少出血。

【问题9】术中需要进行哪些监测？

术中除常规监测心电图、血压、SpO_2、$PetCO_2$、体温和尿量外，还需监测有创动脉压、中心静脉压、血气分析及凝血功能，有条件还需监测麻醉深度（BIS 监测）等。

术中严密观察尿量，若每小时尿量少于30 ml，则要考虑双侧肾动脉血流是否被阻断，应检查球囊是否向上移位。必要时使用超声或 C 臂机 X 线透视定位，明确球囊位置，确保双侧肾动脉血供正常。

【问题10】术中腹主动脉球囊释放后的处理有哪些？

球囊释放时，应防止血供恢复导致创面大出血，因此关闭腹腔前一定要松开球囊，以便外科医生寻找创面出血点。同时由于下肢突然恢复血供可能导致血压产生一定的波动，需注意提前补充血容量以保持循环稳定。必要时使用血管活性药物。

三、术后管理

【问题11】拔除球囊后的注意事项有哪些？

术后患者送入重症监护病房（ICU）后及时拔除球囊导管。压迫穿刺点 20 min，沙袋加压6 h，制动 24 h。

术后除了各项常规监测，还需监测双下肢的皮温、颜色、足背动脉搏动等反映下肢血液循环的指标，以及皮肤表面是否有麻木感。复查血常规、凝血功能等。

【问题12】术后如何抗凝？

此类患者采取的抗凝措施是术前一天晚上皮下注射低分子肝素 4 000 IU，术后 12 h 开始每天皮下注射低分子肝素 4 000 IU，连续 3~7天。注意观察患者伤口渗血情况，伤口引流液量，以及血红蛋白变化。

【问题13】若术后患者出现下肢皮温降低，皮肤颜色发紫、发黑，足背动脉搏动减弱或消失等症状与体征，如何处置？

术后若出现上述症状，须考虑有血管栓塞的可能，应及时行下肢血管超声检查，必要时行数字减影血管造影（DSA）检查。请相关科室会诊讨论抗凝、溶栓或手术取栓等治疗方案。

【问题14】此类患者如何进行术后镇痛？

因患者围术期需用抗凝药，故不宜使用硬膜外置管镇痛。建议患者自控镇痛（PCA）及口服非甾体类抗炎药进行术后镇痛。

知识点→腹主动脉球囊阻断术的并发症

（1）肾动脉阻断与急性肾衰竭。

（2）腹主动脉或髂总动脉损伤。

（3）穿刺局部巨大血肿。

（4）下肢动脉血栓形成。

（薛　瑛　王学敏　江　伟）

参考文献

［1］郭卫. 中华骨科学-骨肿瘤卷[M]. 北京：人民卫生出版社, 2010, 3-4, 93-95.

［2］郭卫. 骨盆肿瘤外科学[M]. 北京：北京大学医学出版社, 2008, 227-232.

［3］Gellad F E, Sadato N, Numaguchi Y, et al. Vascular metastatic lesion of the spine: preoperative embolization[J]. Radiology, 1990, 176(3):683-686.

［4］Quinn S F, Frau D M, Staff G N, et al. Neurologic complication of pelvic intraarterial chemoembolization performed with collagen material and cisplatin[J]. Radiology, 1988, 167(1):55-57.

［5］王学敏, 黄炎哲, 王爱忠, 等. 超声辅助下球囊导管阻断犬髂总动脉或腹主动脉的可行性[J]. 中华麻醉学杂志, 2008, 9(28):863-864.

［6］黄焱哲, 王学敏, 薛瑛, 等. 球囊导管血管阻断术在骨肿瘤手术中的应用研究[J]. 中华麻醉学杂志, 2009, 6(29):573-574.

［7］Yang L, Chong-Qi T, Hai-Bo S, et al.Appling the abdominal aortic-balloon occluding combine with blood pressure sensor of dorsal artery of foot to control bleeding during the pelvic and sacrum tumors surgery[J].Surg Oncol, 2008, 97(7):626-628.

9

脊柱（髓）损伤后内固定手术的麻醉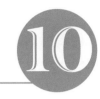

问题摘要

（1）脊柱骨折伴脊髓损伤的流行病学特征有哪些？

（2）脊柱骨折分哪些类型？

（3）脊柱骨折手术入路及方式有哪些？

（4）脊髓损伤严重程度如何评定？

（5）脊髓损伤后可能会发生哪些重要的病理生理改变？

（6）脊髓损伤患者术前评估与准备的要点有哪些？

（7）颈椎损伤患者如何行清醒气管内插管？

（8）术中俯卧体位应注意哪些问题？

（9）术中如何进行血液保护？

（10）术中如何对患者进行体温保护？

（11）高位截瘫患者如何进行全麻后复苏？

（12）脊柱手术如何进行术后镇痛？

病例摘要

患者，男，46 岁，身高 172 cm，体重 90 kg，因车祸伤入院。既往有鼾症病史。入院查体：意识清楚，身体质量指数（Body Mass Index，BMI）30，甲颏距离 2.5 cm，气道 Mallampati 分级 Ⅲ 级，心率 56 次 /min，呼吸 16 次 /min，血压 88 mmHg/45 mmHg，四肢肌力均为 I 级。Frankel 脊髓损伤分级 B 级。血常规：Hb 98 g/L，Hct 33%；空腹血糖 12.6 mmol/L；血 K^+ 5.8 mmol/L。ECG 检查：窦性心动过缓。颈椎 MRI 检查：C_4、C_5、C_6 椎体骨折伴脱位，骨性椎管狭窄，$C_{3\sim6}$ 水平脊髓水肿。诊断：$C_{4\sim6}$ 骨折伴脱位，高位截瘫。入院后予颈托固定，行颅骨牵引。拟行"颈后路椎管减压融合内固定术"。

一、术前评估与准备

【问题1】脊柱骨折伴脊髓损伤的流行病学特征有哪些？

脊柱骨折可发生于任一椎节，但易发生在脊柱活动度大或活动度大与活动度小的交界部位。T_{10}~L_2 段为多发区，占脊柱骨折的 60%~70%；C_{4-6} 及 C_{1-2} 椎节为次多发区，占 20%~25%；其余病例散见于其他椎节。在各节段脊柱损伤中，以颈椎损伤的危害最为严重，C_{1-2} 及枕颈伤可直接导致死亡，并且多发生在致伤现场当时。导致颈椎骨折最常见的原因是高处坠落（36%）、交通事故（31.1%）（见图 10-1）和重物砸伤（12.6%）。

脊髓损伤（spinal cord injury, SCI）在脊柱骨折中的发病率约为 17%，其中以颈段发生率最高（55.6%），胸、腰段次之（15.4%）。2015 年一项回顾性研究显示，从最早有记录到 2012 年，全球 SCI 发生率为 3.6~195 人/百万；日本的总发生率为 39.4 人/百万；美国为 7.21 人/百万。中国无全国性的统计，仅有地方性的数据。2014 年北京市 SCI 发病率为 60 人/百万，天津地区 2004-2008 年的发病率为 23.7 人/百万。

在中国，SCI 并发症的前 3 位分别是泌尿系统感染（8.9%）、压疮（8%）和膀胱结石（3.5%）。此外，还有肌肉萎缩、肺不张、肾衰竭和心搏骤停等，是影响患者生存质量和寿命的主要原因。SCI 的病死率为 16.8%，其中有 40% 首次住院中

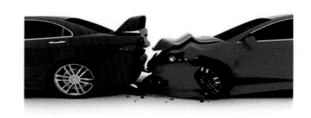

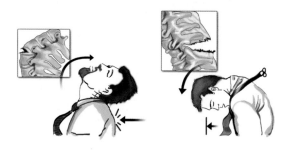

图10-1　车祸伤造成颈椎骨折示意图

死亡，60% 出院后死亡。因并发症死亡占总死亡比例为 47.9%，死于器官衰竭的占 37.5%，其他原因占 14.6%。

【问题2】脊柱骨折分哪些类型？

按受伤节段将脊柱骨折分为颈椎骨折、胸腰椎骨折和骶骨骨折。

1）颈椎骨折

占脊柱骨折的 20%~25%。上颈椎损伤多在受伤现场死亡，下颈椎段更易遭受外伤而引起骨折。

（1）寰椎骨折（Jefferson 骨折）：寰椎遭受轴向压缩和头部向后、下转伸，经枕骨髁作用于 C_1 侧块并引起 C_1 骨环爆裂骨折。

（2）枢椎齿突骨折：分为 3 型，Ⅰ型为齿突尖撕裂；Ⅱ型为齿突基底部或中部骨折；Ⅲ型为齿突基底部以下的枢椎骨折。

（3）枢椎hangman骨折：分为3型：Ⅰ型骨折存在较小的移位，无后凸通过间盘间隙；Ⅱ型骨折线相对垂直，通过C_2间盘存在至少3 mm的移位；Ⅲ型骨折为屈曲压力损伤，伴$C_{2~3}$关节创伤性前移脱位。

（4）下颈椎损伤（$C_{3~7}$）：依据颈部伤后椎节是否稳定可分为稳定型骨折与非稳定型骨折。稳定型骨折包括横突骨折、棘突骨折和椎体单纯性压缩骨折。不稳定型骨折包括椎体压缩性骨折、椎体爆裂性骨折、小关节突骨折和轻型过伸性损伤。

2）胸腰椎骨折

占脊柱骨折的60%~70%。胸腰椎在矢状面根据脊柱稳定性分为前柱、中柱和后柱3个区域。前柱：前纵韧带、椎体的前1/2、椎间盘的前部。中柱：后纵韧带、椎体的后1/2、椎间盘的后部。后柱：椎弓、黄韧带、棘间韧带（见图10-2）。其中前柱承担80%的应力，中柱和后柱承担20%的应力。

目前，胸腰椎骨折多采用McAfee分型。

（1）楔形压缩性骨折：由向前的屈曲力引起，可造成单纯的前柱破坏。

（2）稳定爆破性骨折：由压缩性负荷造成前柱和中柱破坏，后柱的完整性未被破坏。

（3）不稳定性爆破型骨折：由压缩负荷造成前柱和中柱破坏伴有后柱断裂，后柱可因压缩、侧方屈曲或旋转力量而造成破坏。

（4）Chance骨折：由围绕前纵韧带的轴性

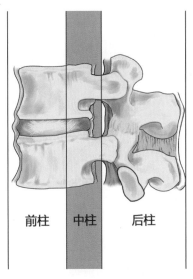

图10-2　胸腰椎三柱理论示意图

屈曲造成椎体水平骨折，整个椎骨被强大的张力拉断，完全裂开。

（5）屈曲-牵拉型损伤：由压缩力造成前柱破坏，而中柱和后柱则受牵张力破坏，黄韧带、棘间韧带和棘上韧带通常断裂。

（6）平移型损伤：由剪力造成三柱均被破坏，整个椎管断裂表现为椎管排列紊乱。

3）骶骨骨折

多采用Isler分型。

Ⅰ型：$L_5~S_1$关节突外侧损伤影响骨盆稳定性。

Ⅱ型：通过$L_5~S_1$的关节突损伤伴发脱位和神经症状。

Ⅲ型：不稳定的椎管损伤。

【问题3】脊柱手术的入路和方式有哪些？

1）手术入路

有前路、后路与前后联合入路三大类。

（1）前路手术因椎体解剖部位深在，技术上较为复杂，但前路手术可以直接切除致压物，解除脊髓的压迫，可较好地恢复神经功能。

（2）后路则为传统术式，技术成熟，但在处理外伤患者时，由于致压物大多位于椎管前方，难以获得理想的疗效。

（3）对于少数伤情复杂者，可采用前后联合入路，以求恢复椎管的形态及椎节的稳定性，达到对脊髓减压的目的。

2）手术方式及其适应证

脊柱手术主要有减压、固定与融合3种术式。手术原则为重新再分配脊椎载荷、限制局部运动从而维持稳定性，以及在稳定的环境中促进坚固的骨融合。

（1）钢板螺钉内固定术：具有牢固的三维固定效果、良好的生物力学稳定性及较好的复位和矫正畸形作用，被广泛用于脊柱外科，适用于脊柱骨折及脱位（见图10-3）。

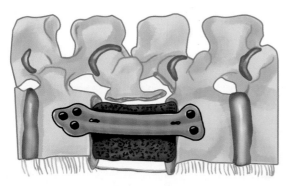

图10-3　钢板螺钉内固定术示意图

（2）椎管减压术：目的为解除对脊髓和（或）神经根的压迫，扩大椎管的有效容积。适用于

严重的骨折脱位后椎管内受压、椎板或关节突骨折陷入椎管者（见图10-4）。

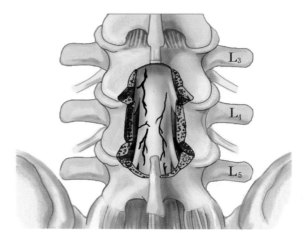

图10-4　椎管减压术示意图

（3）脊柱融合术：以病椎为中心，从病损区上位的正常脊椎到下位的正常脊椎行植骨术，使多个脊柱节段发生骨性融合，形成一个力学整体，从而达到重建脊柱稳定性及保护脊髓神经的目的。适用于纤维软骨侵入椎管导致脊髓受压者（见图10-5）。

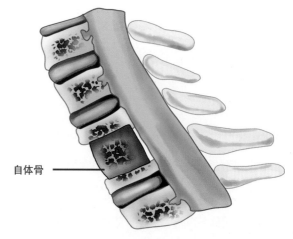

图10-5　脊柱融合术示意图

【问题4】脊髓损伤严重程度如何评估？

多采用 Frank 分类标准（见表 10-1）。

表10-1　Frank脊髓损伤分类标准

分级	功　　能
A级	受损平面以下无感觉及运动功能
B级	受损平面以下有感觉但无运动功能
C级	有肌肉运动但无功能
D级	存在运动功能但不能对抗阻力
E级	运动与感觉基本正常

【问题5】脊髓损伤后可能会发生哪些重要的病理生理改变？

1）呼吸功能

$C_{3\sim7}$ 脊髓损伤的患者往往并发呼吸功能障碍，原因如下：①肋间肌麻痹、膈肌运动障碍及胃潴留使膈肌上抬引起限制性通气功能障碍，最大肺活量可降低60%；②由于交感神经对呼吸系统的支配被破坏，迷走神经的功能占优，气道明显收缩变窄，分泌物增加，引起阻塞性通气功能障碍。

2）心血管功能

脊髓损伤当时至3周左右为"脊髓休克期"，患者心血管功能低下，主要表现为：① T_6 以上脊髓损伤患者发生率高，内脏血管失去交感张力，易发生低血压；② $T_{2\sim6}$ 及以上脊髓损伤患者因损伤节段高于支配心脏的脊髓段，迷走神经功能相对亢进，易出现心动过缓；③易发生室性早搏和右束支传导阻滞等心律失常。

3）高钾血症

脊髓损伤后由于肌纤维失去神经支配致使接头外肌膜胆碱能受体增加，这些异常的受体遍布肌膜表面，产生对去极化肌松药的超敏感现象。此时若使用琥珀胆碱会产生肌肉同步去极化，大量的细胞内钾转移到细胞外，产生严重的高血钾，以致发生心搏骤停。

4）高血糖

血糖升高机制有：①创伤后机体处于应激状态，交感神经系统兴奋，儿茶酚胺、胰高血糖素和生长激素水平明显增高，糖原分解，这些因素可促使血糖升高；②在脊髓损伤后使用大剂量激素冲击疗法，内源性皮质激素增加；③胰岛素抵抗。高血糖可加重脊髓缺血性损伤和外伤性损伤后继发性损害。

5）其他

（1）体温不稳定：因传递温度感觉的交感神经损害和受损平面以下皮肤血管收缩障碍，导致脊髓损伤患者体温易随环境温度变化而变化。

（2）胃麻痹：导致胃排空延迟，高位截瘫时胃排空时间可延长至12 h。

（3）尿潴留：由膀胱括约肌功能障碍引起。

【问题6】该患者术前评估与准备的要点有哪些？

1）气道评估

对脊髓损伤患者进行气道处理时应保证颈椎制动，防止二次损伤，因此对该类患者都应考虑到潜在的气道管理困难。该患者既往有鼾症病史，BMI 30 属重度肥胖，甲颏距离 2.5 cm，颞颌关节活动受限、颈短、舌体大，气道 Mallampati 分级为Ⅲ级，故判断该患者可能同时存在通气和气管插管困难。

2）心血管系统

在排除了其他合并伤及活动性出血后，该患者心率慢（56 次 /min）、血压低（88 mmHg / 45 mmHg）的原因主要是由高位截瘫导致的交感神经抑制、迷走神经功能亢进造成的。术前使用血管活性药物（去甲肾上腺素）升高血压，使平均动脉压（MAP）维持在 70~80 mmHg，以保证围术期脊髓的灌注。

3）电解质紊乱及高血糖

该患者血 K^+ 5.8 mmol/L，血糖 12.6 mmol/L，存在高钾血症和高血糖。术前对症处理使血钾浓度维持在正常范围内；密切监测血糖浓度，应用胰岛素将血糖控制在 11.1 mmol/L（200 mg/dl）以下，必要时请相关科室会诊。

4）禁食禁水时间

正常胃排空时间是 4~6 h，而高位截瘫时胃排空时间可延长至 12 h，因此嘱该患者术前宜禁食 12 h，禁水时间为 6 h。

二、术中管理

【问题7】该患者应采用哪种全身麻醉诱导方式？

根据 2013 年美国麻醉科医师协会（ASA）发布的《困难气道管理指南》，该患者可能存在困难面罩通气和困难气管插管，属于已预知的明确困难气道，在行有效的局部麻醉及充分给氧去氮后，于清醒、保留自主呼吸的情况下行气管插管术。对该类患者应避免快速诱导，防止将非紧急气道转变为紧急气道。

【问题8】如选择清醒气管内插管术，应如何实施？

该患者在行有效的声门上、声门下、咽部或鼻腔麻醉后，采用纤维支气管镜引导经口 / 鼻清醒气管插管术，插管过程迅速安全，患者耐受度良好，具体操作如下所述。

1）操作前宣教

告知患者清醒插管的必要性、操作步骤、注意事项，以期取得患者最大程度的理解与配合。

2）准备鼻腔

用含有 0.5% ~1% 丁卡因麻黄碱混合液的棉签 / 棉球进行鼻腔黏膜表面麻醉。

3）声门上、下局部麻醉

（1）超声引导喉上神经阻滞：喉上神经内支在甲状软骨近端穿甲状舌骨膜，与喉上动脉伴行进入喉部，支配声门以上喉部黏膜的感觉（见图 10-6）。将高频超声探头放置于舌骨和甲状软骨之间，超声图像可见喉上神经、喉上动脉和甲状舌骨膜。在喉上神经周围注射 1% 利多卡因 2~3 ml（见超声解剖图 45）。

（2）超声引导环甲膜穿刺：将高频探头放置于甲状软骨与环状软骨之间，超声图像可见

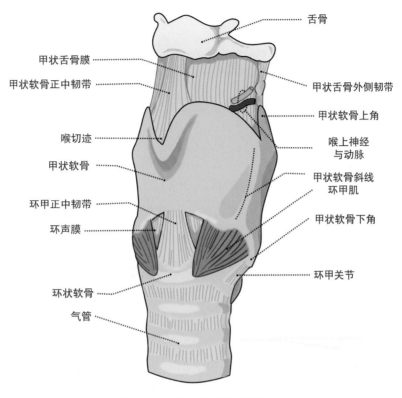

图10-6　喉上神经的解剖

软骨之间高亮的环甲膜，采用平面内技术，针尖穿过环甲膜，回抽有气泡，嘱患者深吸气，注入1%丁卡因或2%利多卡因5 ml，嘱患者咳嗽，使局麻药均匀扩散于声门下的气道黏膜（见超声解剖图46）。

（3）咽部表面麻醉：通过口腔将2%利多卡因喷雾剂均匀喷洒在舌根及咽后壁，嘱患者将局麻药含在咽部，2~3 min后吸除。

4）纤维支气管镜引导经鼻插管

先将气管导管置入鼻腔，经过鼻后孔。通过气管导管置入纤维支气管镜，观察到会厌、声门，推送纤维支气管镜进入声门，见气管软骨环，继续深入可见气管隆嵴，即可判断其进入气管内。将气管导管沿纤维支气管镜推送进入声门，确认气管导管进入气管后，将纤维支气管镜退出，给予常规全身麻醉诱导药。

【问题9】术中俯卧体位应注意哪些问题？

该患者使用颈后路手术方式，术中需摆放俯卧体位，应注意以下问题。

1）气管导管脱落、折叠

导管固定不牢而脱出气管可发生窒息危险，因此必须重视气管导管的固定措施。可在气管插管前用安息香酊涂抹面颊，擦拭干净后再粘贴胶布。体位摆放完毕后常规检查导管位置是否折叠。使用加强钢丝气管导管可避免折叠和手术操作对气管的牵拉。

2）分泌物堵塞气道

颈脊髓损伤患者可因咳嗽、排痰出现障碍，致呼吸道分泌物增加。若术中呼吸道阻力增加，应考虑痰液阻塞气管可能。此时需要立即用吸痰管吸引，若痰液浓稠无法完全吸出，则需立即中止手术，翻身后更换气管导管。

3）视力障碍

如术中患者眼睛受压，会导致眶上神经损伤、视网膜中动脉产生血栓；眼球若缺乏润滑油和覆盖保护可导致角膜摩擦损伤，以上因素会引起视力减退甚至失明。

4）神经受压

患者上肢外展与躯干的角度不宜大于90°角，否则臂丛神经会因过度牵拉而损伤；上肢支架与肘部之间要放置棉垫以避免尺神经受压。

【问题10】术中应进行哪些监测？

对于脊髓损伤患者的监测除心电图、SpO_2、$PetCO_2$、有创动脉血压、中心静脉压（CVP）、尿量及体温等监测外，为避免医源性二次脊髓功能损伤，术中应进行脊髓功能监测。方法有唤醒试验、体感诱发电位（somatosensory evoked potentials, SSEPs）和运动诱发电位（motor evoked potentials, MEPs）。唤醒试验不需特殊的仪器设备，使用简便，但受麻醉深度影响较大，并且只有在脊髓神经损伤后才能做出判断。SSEPs能监测脊髓后角感觉功能，而MEPs能反映脊髓前角运动功能，两种方法可互补用于临床脊髓功能监测。一旦脊髓监测证实有脊髓损伤，应立即取出内固定器械。脊髓功能监测方法参见"11 脊柱侧凸手术的麻醉管理"。

【问题11】脊柱手术中如何进行血液保护？

据文献报道，大、中型脊柱手术术中平均出血量为600~2 000 ml，故如何对这类患者进行血液保护是术中管理的一项重要内容。自体血回输和控制性降压是目前临床上最常用的血液保护方法。

1）术中自体血回输

（1）自体血回输的方式：分为非洗涤法和洗涤法。非洗涤法因回收血中含有高浓度污染物已很少使用。洗涤法指使用血液回收装置对回收的手术野出血进行过滤和洗涤，然后将洗涤红细胞再回输给患者。因此，一般所提及的自体血回输指的都是洗涤法自体血回输。美国血液技术公司（Haemonetics Corporation，USA）创造了 Cell Saver® 品牌，从 1974 年的 Cell Saver 1 升级为 2004 年的全自动型 Cell Saver 5+，广泛应用于临床。Cell Saver 已成为自体血回输的代名词。目前美国 80% 手术采用自体血回输，日本达 90%，而中国还不足 1%。

（2）自体血的成分：自体血废弃了血浆，主要成分是浓缩红细胞，血细胞比容（Hct）为 50%~60%；酸性物质含量少，K^+ 浓度正常，

2，3- 二磷酸甘油酸（2,3-DPG）含量较高；血小板和凝血因子回收率低，血小板计数 $< 100 \times 10^9/L$，与回收时负压吸引破坏及清洗丢失较多有关；游离血红蛋白为 20~50 g/L；肝素清洗率为 97.2%，残余量低。

（3）自体血相对于库存血的优势：脊柱手术创伤大、手术时间长、术中出血较多，需及时补充血容量。近年来，我国血源短缺日趋明显，因此脊柱手术中应首选自体血回输，尽量减少异体输血。自体血与库存血的对比如表 10-2 所示。

表10-2　库存血与自体血的比较

对比项	库存血	自体血
红细胞携氧能力	差	好
红细胞寿命及活力	缩短	正常
抗酸缓冲力	差	好
血源短缺、稀有血型	无法解决	可解决
免疫抑制	+	-
血型输错	+	-
过敏反应	+	-
传播肝炎、AIDS等	+	-
医疗费用	高	低

（4）自体血回输的不良反应：大量出血回收、清洗、回输时，由于血浆蛋白、血小板、凝血因子丢失过多，出现的不良反应主要有低蛋白血症和凝血功能障碍。因此，自体血回输在 1 500 ml 以上时，要严密监测凝血指标，需要时可适当补充新鲜冷冻血浆；若回输超过 3 500 ml，需补充新鲜冷冻血浆或血小板。

（5）术前自体血小板血浆分离技术：于全身麻醉后，使用 Cell Saver 5$^+$ 将中心静脉所采集的全血分离为富血小板血浆（APRP）、贫血小板血浆（PPP）和浓缩红细胞（cRBC）3 部分，于术后回输给患者，以促进术后凝血功能恢复，减少术后出血。采血同时经外周静脉补充晶/胶体液，以维持血流动力学稳定。处理 1 200 ml 全血约可采集 $150 \times 10^9/L$ 血小板、500 ml 血浆。目前，血小板血浆分离技术仍需解决缩短分离时间、简化操作和降低费用等问题。

2）控制性降压

措施有加深麻醉深度和使用血管扩张药。脊髓损伤患者可较长时间耐受 60~70 mmHg 的 MAP 水平，同时又能保证有效的脊髓血液灌注。降压程度不应超过基础血压的 40%，必要时补充血容量。

【问题12】如何对患者进行体温保护？

围术期体温低于 36℃ 称为低体温，可引起寒战、心肌缺血、心律失常、凝血功能障碍、苏醒延迟和伤口感染等。因此，对于持续时间较长的脊柱手术应给予连续体温监测及体温保护，具体方式如下。

1）充气加温

可通过皮肤给患者加热，如压力空气加热器，使患者周围形成一个暖空气外环境。

2）传导加温

目前最常用的术中保暖措施，常用可流动

的循环水毯，水温控制在 40℃，一条覆盖在患者身上，另一条垫在手术台上，患者就像"三明治"被包夹，可产生有效的保暖作用。但手术开始后覆盖面积减半，皮肤毛细血管受压使其保温作用减弱。

3）血管内加温

血管内加温系统包括一个热量交换器，通过股静脉插入下腔静脉，可向体内传输热量的功率在 400~700 W，效果极佳。但该方法有创，价格昂贵。

4）其他

将手术垫、被子、帽子进行预热；将皮肤消毒液和冲洗液加热；输入加温的液体和库血。

三、术后管理

【问题13】高位截瘫患者如何进行全麻后复苏？

若截瘫患者存在严重限制性呼吸功能不全、术前肺活量少于预计值 30%、手术失血 > 30 ml/kg 等情况，应转送重症监护病房进行一段时间机械通气过渡后再复苏。

截瘫患者拔除气管导管，应满足以下条件：①意识清醒；②循环功能稳定；③呼吸功能完全恢复，呼吸频率 14~20 次 /min、吸空气时 SpO_2 > 95%；④吸入空气 10 min 后 PaO_2 和 $PaCO_2$ 在正常范围或接近术前水平。具体方法为：拔管前 1~2 min 静脉注射利多卡因 50~100 mg 有助于减轻呛咳和喉痉挛；吸除口、咽、鼻、

气管导管内分泌物，吸纯氧 2~5 min，拔出导管前先将套囊放气。拔出导管后应继续面罩吸氧，再次吸引分泌物。动作须轻柔，全过程应在颈托固定下进行。

【问题14】脊柱手术如何进行术后镇痛？

在较大脊柱手术中，阿片类药物是术后镇痛的一线药物。但据调查，此类手术的许多患者因长期遭受脊柱疾病疼痛困扰，在术前即长期服用阿片类药物。因此，术前阿片耐受是对脊柱手术患者疼痛控制的极大挑战。近年来，作为多模式镇痛方案的一部分，非阿片类镇痛药的使用呈逐年增长态势，它不仅可促进疼痛的控制，还可使阿片类药物的相关不良反应最小化。需要指出的是，非甾体类抗炎药因存在影响脊柱融合、骨骼康复和出血的潜在风险，可能限制其在较大脊柱手术中的应用。另外，考虑到血肿、硬膜外导管的细菌感染及神经系统损伤等风险，椎管内使用阿片类药物在脊柱手术术后镇痛领域尚未普及。

脊柱手术疼痛控制方案如表 10-3 所示。

表10-3　脊柱手术疼痛控制方案

脊柱手术类型	镇痛方案	
较小手术（椎板切除、椎间孔镜、椎间盘切除）	术前：	持续术前镇痛
	术中：	对乙酰氨基酚、静脉阿片类药物
	术后：	口服阿片类药物和（或）对乙酰氨基酚
中等手术（颈前路椎间盘切除融合术、1~2节段融合术）	术前：	持续术前镇痛药
	术中：	氯胺酮泵注、利多卡因输注、对乙酰氨基酚、静脉阿片类药物
	术后：	阿片类PCA、对乙酰氨基酚
较大手术（多节段融合术）	术前：	持续术前镇痛药
	术中：	美沙酮或鞘内注射阿片类药物；氯胺酮、利多卡因和右美托咪定注射；对乙酰氨基酚
	术后：	加巴喷丁、阿片类PCA、对乙酰氨基酚、严重疼痛时考虑氯胺酮和（或）利多卡因输注

注：该表摘自Best Pract Res Clin Anaesthesiol. 2016, 30:79−89.

（徐　杨　崔德荣　江　伟）

参考文献

［1］ Jazayeri S B,Beygi S,Shokraneh F, et al. Incidence of traumatic spinal cord injury worldwide: a systematic review[J]. Eur Spine J, 2015, 24(5):905−918.

［2］ 赵定麟，侯铁胜，陈德玉. 现代脊柱外科学[M]. 上海：上海世界图书出版公司，2006:217−366.

［3］ Bub L D,Blackmore C C,Mann F A,et al.Cervical spine fractures in patients 65 years and older: a clinical prediction rule for blunt trauma[J]. Radiology, 2005, 234(1):143−149.

［4］ Yarbrough D E,Thompson G B, Kasperbauer J L, et al.Intraoperative electro−myographic monitoring of the recurrent laryngeal nerve in reoperative thyroid and parathyroid surgery[J]. Surgery, 2004, 136(6):1107−1115.

［5］ Kakiuchi M.Intraoperative blood loss during cervical laminoplasty correlates with the vertebral intraosseous pressure[J]. J Bone Joint Surg−Br, 2002, 84(4):518−520.

［6］ Abildgaard L,Aaro S,Lisander B. Limited effectiveness of intraoperative autotransfusion in major back surgery[J]. Eur J Anaesthesiol, 2001, 18(12):823-828.

[7] LK Dunn,M E Durieux,E C Nemergut. Non-opioid analgesics:novel approaches to perioperative analgesia for major spine surgery[J]. Best Prac Res Clin Anaesthesiol, 2016, 30(1):79-89.

脊柱侧凸手术的麻醉管理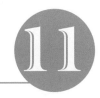

问题摘要

（1）脊柱侧凸的流行病学特征及分类有哪些？

（2）脊柱侧凸的手术方式有哪些？

（3）脊柱侧凸患儿的术前准备及评估包括哪些内容？

（4）围术期如何进行气道管理和麻醉监测？

（5）术中如何实施容量管理和血液保护？

（6）是否需要体温监测和保温？

（7）术中如何实施脊髓功能的监测？

（8）术中唤醒的药物使用及注意事项有哪些？

（9）术后是否需要呼吸机支持治疗？

（10）如何进行术后镇痛治疗？

病例摘要

患儿，女，8岁，身高110 cm，体重14 kg。因"背部畸形、活动受限6年余"入院。患儿1年前于外院诊断为脊柱侧凸合并Chiari畸形、脊髓空洞症，未予手术治疗。平时活动受限，易出现胸闷气促，易感冒，不能平卧。体检发现胸廓明显畸形，Cobb角90°，椎体旋转。胸部CT检查：胸椎侧凸畸形。心脏超声检查：冠状静脉窦扩张，考虑永存左上腔静脉。血气分析：pH 7.35，PaO_2 73.9 mmHg，$PaCO_2$ 53.9 mmHg，BE −1.7 mmol/L。拟行"后路脊柱松解融合器械支撑内固定术"。

一、术前评估与准备

【问题1】脊柱侧凸的流行病学特征及分类有哪些？

脊柱侧凸的定义为脊柱向侧方偏离正常的脊柱垂直线，可同时伴有椎体的旋转，导致脊柱和肋骨在冠状面、矢状面、额状面上呈现出三维畸形的一种疾病。伴随脊柱侧凸进展，棘突逐渐指向侧凸的凹面，旋转的脊柱将凸面肋骨推向后方，造成凸起畸形。

知识点→Cobb角的测量方法

脊柱侧凸的严重程度通常采用Cobb角来度量（见图11-1）。Cobb角的测量方法为：①选取弯曲段脊柱顶端最倾斜的椎体（上端椎），作一条经此椎体上终板的直线；②选取弯曲段脊柱下端最倾斜的椎体（下端椎），作一条经此椎体下终板的直线；③分别作此两条线的垂线，两条垂线的夹角即为Cobb角。

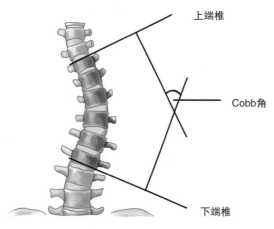

图11-1　Cobb角的测量

1）先天性脊柱侧凸

先天性脊柱侧凸（congenital scoliosis，CS）是由脊柱分节或形成不良等先天性脊柱畸形（congenital vertebral malformations，CVMs）所导致。常见原因有脊柱裂、半椎体畸形及先天性肋骨融合或叉状肋。CS患儿可能合并其他各种先天畸形，如先天性心脏病、先天性髌骨脱位、先天性足畸形、先天性泌尿系畸形等。在已知

的人类先天性缺陷疾病中有四十余种综合征可合并CS。新生儿CS的患病率为1/1 000。脊柱进行分节的关键时期是妊娠第5~6周，有研究表明妊娠期糖尿病及妊娠期服用抗癫痫药物可能会引起CS。目前尚未发现遗传基因与单纯的先天性脊柱异常有关。大多数CS是非遗传性的，是在胚胎发育过程中由环境因素引起的。

2）特发性脊柱侧凸

特发性脊柱侧凸（idiopathic scoliosis，IS）是所有脊柱侧凸类型中最为常见的一种，占整个脊柱侧凸发病率的70%，然而其确切病因尚不明确。按IS的发生年龄可分为婴幼儿型（0~3岁）、儿童型（4~10岁）和青少年型（年龄>10岁）。

婴幼儿型特发性脊柱侧凸（infantile idiopathic scoliosis，IIS）发生在3岁以前，发病率占IS的2%~3%，男性多于女性，主要发生在胸椎，多数凸向左侧。Wynne-Davies等学者发现在进展型脊柱侧凸的男孩中，13%有智力发育迟缓，7.4%有腹股沟疝。在全部病例中，3.5%有髋关节发育不良，2.5%有先天性心脏病，21.7%合并神经轴畸形（Chiari畸形、瘘管、低位圆锥、脑干肿瘤）。

多数IIS具有自限性和自愈性（70%~90%），但也有部分患儿脊柱侧凸进展较快并难以控制，最终可能形成显著脊柱畸形，从而导致严重限制性肺功能障碍。在如何鉴别IIS的进展型和自愈型方面，Mehta等于1972年提出测量肋-椎角（RVA）的概念，即通过两条线评价凸侧顶

椎椎体与其相应的肋骨头颈之间的关系。一条线是顶椎终板的垂线，另一条通过相应肋骨头中点和肋骨颈中点，两条直线交叉形成的角即RVA（见图11-2）。肋-椎角差（RAVD）就是凹侧RVA与凸侧RVA的差。如果RAVD<20°，83%的患儿可以自愈；而如果RAVD>20°，84%的患儿侧凸将继续进展。

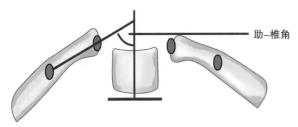

助-椎角

图11-2　肋-椎角（RVA）的构成

儿童型特发性脊柱侧凸（juvenile idiopathic scoliosis，JIS）发生于4~10岁，发病率占IS的12%~15%。女性与男性比例，3~6岁儿童为1:1，6~10岁儿童为4:1，10岁儿童为8:1。Lonstein发现67%的JIS患儿表现为进展型侧凸，Cobb角>20°的患儿进展风险达到100%。Robinson和McMaster报道，95%的JIS继续进展，86%的患儿成年后需进行脊柱融合术。从文献报道来看，27%~56%的JIS患儿需要进行脊柱融合手术。

青少年型特发性脊柱侧凸（adolescent idiopathic scoliosis，AIS）是在儿童10岁以后骨骼成熟以前发现的脊柱畸形。它是IS中最常见的类型，约占IS的85%。AIS的特征是脊柱三维畸形，包括侧方的弯曲及椎体的旋转。某些因素可能与脊柱侧凸的发展有关。脊柱侧凸的发展更多见于女孩，并且于月经初潮前的生长快速期发展更快。脊柱侧凸的发展与脊柱侧凸的类型也有明显相关性，双弯比单弯更容易加重，单胸弯较单腰弯更容易加重。Cobb角的角度越大，脊柱侧凸加重的发生率越高。Bunnell估计Cobb角>20°的脊柱侧凸加重危险性为20%，而Cobb角>50°的脊柱侧凸加重的风险为90%。

3）神经肌肉型脊柱侧凸

神经肌肉型脊柱侧凸（neuromuscular scoliosis，NMS）分为神经疾病型和肌肉疾病型。在神经疾病型中包括上运动神经元疾病（如脑瘫、脊髓空洞症、脊髓肿瘤等）和下运动神经元疾病（如脊髓灰质炎、脊髓性肌萎缩症等）。肌肉疾病型包括肌营养不良症、先天性肌无力等。NMS的具体病因尚不清楚。一般认为，在脊柱柔软且发育很快的患儿中，肌肉力量的丧失或对骨骼肌失去控制，丧失感觉功能如本体感觉，可能是这类脊柱侧凸的病因。随着脊柱变得弯曲，增加了侧凸凹侧的压力，最终导致凹侧椎体发育抑制和椎体本身楔形改变。发育不良和失用性骨质减少也能导致脊柱结构性改变。NMS发病更早，并且大多数是进展性的，即使很小的脊柱侧凸在骨骼成熟后还会继续进展。多数NMS是较长的C型侧凸，累及骶骨，通常存在骨盆倾斜。此类患儿大多合并心脏疾病、肺功能降低。

【问题2】脊柱侧凸的治疗及手术方式有哪些？

Cobb角<10°，脊柱侧凸诊断不成立，称脊柱不正，无须治疗，可继续观察；Cobb角10~20°，脊柱侧凸诊断成立，可康复训练，密切随访；Cobb角20~40°，康复训练，应用支具治疗；Cobb角>40°，通常需要手术治疗。

支具治疗通过推顶肋骨间接作用于脊柱。一般来说单胸弯、胸腰双弯是支具治疗的适宜病例。单纯腰弯病例及先天性病例不适合支具治疗。支具治疗仅用于控制脊柱侧凸进展，没有治疗作用。总有效率60%。需要充足佩戴时间，365天，每天23 h；月经初潮后3年中止使用；复诊摄片前夜停用。支具治疗成功的标准：原发弧度Cobb角增加≤5°；胸腰椎双主弯中继发弧度超过原发弯≤5°。

脊柱侧凸手术时机的选择：①先天性脊柱侧凸，应尽快手术治疗；②特发性脊柱侧凸最佳手术年龄为10~12岁；③Cobb角>40°，并且每年进展>5°，应尽早手术。

脊柱侧凸手术治疗的目的是矫正或改善畸形的同时维持脊柱矢状面平衡；保护或改善肺功能；最低限度降低病死率或减少疼痛；最大限度地增加术后功能及改善或至少不损害腰椎功能。

目前手术方法分为融合性手术治疗和非融合性手术治疗。融合性手术包括前路松解融合器械支撑内固定手术、后路松解融合器械支撑内固定手术和前后路联合手术。使用技术包括CD钩棒系统、钩钉棒系统和全钉棒系统。非融合性手术治疗未成熟的脊柱畸形，其诊治原则是控制畸形发展、维持脊柱生长、延缓终末手术时间及增加胸腔容量。非融合性手术方案包括生长棒技术（growing rod technique，GRT）（见图11-3）、凸侧椎体阻滞和椎体U型钉技术（vertebral body stapling，VBS）、张力丝捆绑技术（luque trolley technique，LUT）及纵向肽肋胸腔扩大术（vertical expandable prosthetic titanium rib，VEPTR）。生长棒技术是当今治疗未成熟脊柱畸形的首选技术，一般间隔6个月需施行一次简单的延长手术。VEPTR技术主要治疗脊柱侧凸合并胸廓肋骨畸形，纵向支持扩大胸腔容量，改善脊柱畸形。

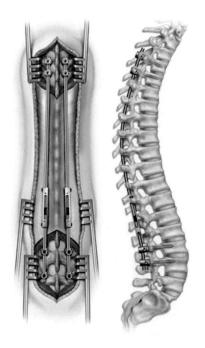

图11-3　生长棒技术（GRT）

【问题3】脊柱侧凸患儿的术前准备及评估包括哪些内容?

本例患儿 8 岁,发病时间 6 年余,术前诊断为 NMS。常规检查包括体温、胸片、血常规、心电图、肝肾功能、凝血功能、动脉血气分析、肺功能(如患儿可以配合)及心脏超声检查。对于患儿的心肺储备功能的评估是术前评估的重要内容。

术前访视时,麻醉医生需明确患儿脊柱侧凸的发病年龄、位置、方向、严重程度和病因。由于肺实质的发育一般在 10 岁左右,因此发病年龄越早对肺的发育影响就越大。IIS 如果病程 >10 年,则可能存在严重肺功能障碍,麻醉和手术的耐受性差,风险明显高于儿童型和青少年型。低位的脊柱侧凸一般只会引起躯干的歪斜,而中胸段脊柱侧凸的发展将引起心肺功能受损。

术前神经功能的评估也很重要。有神经功能缺陷的患儿脊髓损伤的风险增加,术中需更加重视脊髓功能的保护与监测。本例患儿合并 Chiari 畸形、脊髓空洞症。Chiari 畸形(小脑扁桃体下疝畸形)分为 4 型,Ⅰ 型常合并脊髓空洞症。脊柱侧凸是脊髓空洞症的常见表现,术前应进行神经功能评估。

术前呼吸功能的状态是决定患儿麻醉耐受力的重要因素,包括术前呼吸功能的临床评估、肺功能测定和动脉血气分析。6 岁以上儿童能较好地配合肺功能检测;6 岁以下尤其是 4 岁以下儿童,常难以配合,一直存在较多争议。屏气试验和爬楼梯运动试验是临床上评价呼吸循环储备的常用简易方法。Cobb 角 >60°,肺功能通常会降低,严重的脊柱侧凸可能导致严重的通气/血流比异常、肺泡通气量下降、CO_2 潴留和较严重的低氧血症。胸段脊柱侧凸常可见限制性通气功能障碍,肺总量、功能残气量均可下降,肺活量一般下降到预计值的 60%~80%。研究表明肺活量 < 预计值 50% 和 Cobb 角 >100° 的患儿呼吸衰竭的风险增加。

对于患儿心脏储备功能的评估通常通过询问患儿是否有呼吸急促、劳力性呼吸困难及运动耐量等情况来评估。有肌营养不良、马方综合征和神经纤维瘤的患儿,应询问有无心悸或晕厥史,评估是否合并心脏传导系统异常。

NMS 一般在婴幼儿时期就开始发生,手术一般需在发育的快速生长期之前完成。本例患儿发病早,肺发育受到严重影响,肺泡受压,肺容量较正常小,平时活动受限,易出现胸闷气促,易感冒。血气分析结果提示有氧分压降低和二氧化碳蓄积,Cobb 角 90° 提示可能存在较严重的限制性通气功能障碍,并且此类患儿的呼吸肌是软弱无力的,对肌松药较敏感,肌松药的临床作用时间可能延长。术前建议每日吸氧 1~2 h,每日登楼梯步行锻炼或吹气球等改善肺功能,同时加强预防上呼吸道感染。

在 NMS 患儿中,由于食管裂孔疝和胃食管反流等胃肠问题较常见,此类患儿的营养较差。术前适当的营养治疗有助于降低术后感染等并发症。

二、术中管理

【问题4】围术期如何进行气道管理和麻醉监测?

本例患儿拟在俯卧体位下行后路脊柱松解融合器械支撑内固定术。采用气管内插管全身麻醉。气管插管时,要动作轻柔,尽量不要后仰头部,以防加重延髓、小脑的压迫,造成颅内压升高。患儿营养发育差,术前存在限制性通气功能障碍,通气模式可采用压力控制模式,注意气道压力不宜过高,以免增加胸腔内压力,影响静脉回心血量。通常气道压不能超过30 cmH$_2$O,频率设为12~15次/min,主要通过增快呼吸频率代偿通气不足。术中监测包括心电图、脉搏血氧饱和度、呼气末CO$_2$分压、中心静脉压、有创动脉血压、尿量、中心体温和脊髓功能监测,必要时检测血红蛋白和凝血功能。

【问题5】如患儿合并困难气道,如何进行气管插管?

术前气道评估对合并先天性缺陷疾病的患儿,均应考虑有气道异常可能并以困难气道对待。通过仔细询问病史和体检,判断通气与气管内插管的难易度:①张口程度;②颈后伸程度;③下颌骨和腭骨的形状大小;④检查口腔和舌。

儿童一般不能合作,不宜在完全清醒状况下行气管内插管术,必要时可插入喉罩后进行麻醉诱导,再替换成气管插管。传统上处理小儿困难气道采用吸入麻醉诱导并加深,保持自主呼吸、直接喉镜检查;或采用吸入麻醉剂和少量静脉麻醉药如氯胺酮联合用药。在良好的表面麻醉和(或)喉上神经阻滞下,辅以右美托咪定镇静也是目前常采用的清醒气管插管方式之一。如果选择经鼻插管,应滴入血管收缩剂,采用慢诱导,保持自主呼吸,达到一定的麻醉深度后,经鼻插入被润滑和加温软化的气管导管至声门附近,经导管腔内插入纤维支气管镜,观察到声门后再插入气管内。

【问题6】术中如何实施容量管理和血液保护?

脊柱侧凸手术切口长,通常涉及大面积骨皮质剥离、松质骨刮除,因此,失血量轻易就能达到15~25 ml/kg。较复杂手术的失血量可以达到患儿估计血容量的50%,甚至超过自身血容量。术中失血量多少与手术操作时间、方式、融合的节段数及侧凸的类型有关。与IS手术相比,NMS手术出血量会更多。有数据显示其失血量达到估计血容量的50%的概率是IS手术的7倍。因该类患儿手术往往更复杂,累及脊柱节段多,耗时长,同时该类患儿往往还伴有骨质疏松或潜在凝血异常。

考虑到本例手术患儿体重低于正常发育儿童,并且属于NMS,故于术前开放肘正中静脉,并在超声引导下行颈内静脉穿刺,监测中心静脉压(CVP)。CVP主要反映右心房和胸腔内大静脉的压力,对有效循环血容量和心血管功能状态的评估有重要意义。临床上，CVP 的影响因素很多，其中包括体位的影响。有研究建议在俯卧体位手术中将动脉传感器标准零点置于第 4 肋胸壁前后径 2/5 处。伴有先天性心脏疾病的患儿也可应用食管超声监测心脏的充盈情况和心肌收缩力。

术中容量管理的宗旨是维持有效循环容量，保证重要脏器灌注和组织氧合。术中的失血量较难准确估计，需密切关注手术过程、创面渗血情况、CVP、尿量等指标，间断测定血红蛋白、血细胞比容（Hct）、血乳酸等。术前估算患儿血容量，计算最大允许出血量（参见 "12 小儿矫形手术的麻醉"）。术中维持血红蛋白不低于 80 g/L，Hct 0.25 以上。低龄儿童、术前一般情况较差的患儿应采取更为积极的输血策略。大量失血可能引起稀释性或消耗性凝血因子减少而导致凝血异常，需测定血小板、凝血酶原时间（PT）、国际标准化比值（INR）、活化部分凝血活酶时间（APTT）、纤维蛋白原等指标，及时补充新鲜冷冻血浆、冷沉淀和血小板。

临床上用于减少失血的措施主要包括自体输血、血液稀释技术及控制性降压。术中自体血回输操作简单、效果确切、费用经济，一般常规使用。同时需注意大量输注自体血时及时补充凝血因子。急性等容性或高容量血液稀释需评估患儿的心肺功能及血液稀释致脊髓缺血的可能。术前分次采集自体血，储存后于术中使用可减少输注异体血，但对操作流程要求较

严格，成本较高。控制性降压也是减少术中失血量的一种有效技术。以上几种技术联合运用能有效减少术中失血量，减少异体血输注。

其他减少术中失血的方法包括应用抗纤溶制剂（氨甲环酸，氨基己酸），摆放正确的体位（脊柱手术专用 Jackson 手术床，Relton-Hall 手术架），避免腹部受压，确保静脉回流及维持正常体温等。近年来，脊柱矫形手术采用三维影像导航下的小切口、精准手术技术也在一定程度上减少了术中出血量。

【问题7】如何平衡控制性降压和脊髓功能保护？

脊柱侧凸手术中采用控制性降压可减少术野出血，改善手术操作条件，但同时也会增加脊髓缺血和神经损伤的风险。脊髓血流主要取决于脊髓的灌注压力，脊髓灌注压为平均动脉压减去脑脊液压力。当灌注压低于 50 mmHg 时，脊髓血流下降。脊髓血流与脑血流类似，当 MAP 在 60~150 mmHg 时，具有自我调节机制。PaO_2、$PaCO_2$、温度和 pH 均可影响脊髓血流量。目前倾向于采取相对保守的降压策略，术中 MAP 控制在 65~70 mmHg，实施矫形、内固定或脊髓受压时可适当提高，以保证脊髓供血为前提。

强效吸入麻醉剂、静脉麻醉药、各类扩血管药物、β 受体阻滞剂、α_2 受体激动剂等均可用于控制血压。实际操作中，一般在切皮前给予足量阿片类药物，术中静脉麻醉药复合吸入麻醉剂控制血压。需注意吸入麻醉剂可能会

干扰神经功能的监测，而辅助适量右美托咪定有助于降压，并可减少其他麻醉药物或降压药物的用量。降压过程中必须密切关注动脉血压、心电图、尿量，避免缺氧、过度通气、低血容量及严重贫血，以确保重要脏器和脊髓的血供。

【问题8】脊柱侧凸矫形手术是否需要体温监测和保温？

低温是脊柱侧凸矫形手术最常见的问题之一。患儿易发生低温的原因包括：①儿童相对于体重的体表面积较大，并且体温调节功能不完善，易受外界环境影响；②脊柱侧凸矫形手术切口范围较大，肢体大面积、长时间的暴露导致散热增加；③术中输注大量液体或库血，反复长时间的术区冲洗；④全身麻醉抑制体温中枢、交感神经系统及肌肉活动的产热。

对低温的预防比并发症的处理更为重要。一般可根据体温监测采取积极的保温措施。术中体温监测的部位有直肠、食管、鼓膜及鼻咽部等。围术期低温保护措施有：①围术期维持22~24℃的室温；②术前在手术床上铺设循环水毯、电热毯或充气加温装置等；③输入加温的库血和液体；④术中温盐水冲洗；⑤全身麻醉中应用湿热交换器（人工鼻）保持呼吸道内恒定温度和相对湿度；⑥运送及复苏过程中给予患儿覆盖棉毯；⑦其他防治寒战的药物，如右美托咪定。总之，保温应在术前就开始，并持续至复苏结束。

【问题9】术中如何实施脊髓功能的监测？

脊柱侧凸矫形手术最严重的并发症是神经损伤，患儿轻则表现为感觉功能障碍，重则截瘫。一项6 334例脊柱手术的研究报告提示脊髓损伤率为0.28%。前后路联合手术的脊髓损伤率（1.12%）显著高于单纯前路（0）或后路（0.21%）手术的脊髓损伤率。

发生神经损伤的可能原因包括：①手术器械或植入的内固定物直接损伤脊髓；②手术操作中压迫血管或直接损伤根动脉导致脊髓缺血；③手术中过度撑开、矫形压迫脊髓；④硬膜外血肿。大部分神经损伤是由于脊髓缺血引起的。术中脊髓功能监测有助于及时发现问题，及时采取措施，避免不可逆神经损伤的发生。本例患儿脊髓功能监测方法包括：脊髓体感诱发电位、运动诱发电位和术中唤醒试验。

脊髓体感诱发电位（SSEPs）用于评估脊髓感觉传导通路的完整性。通常术中重复刺激胫后神经（间隔0.2 ms，频率1~3 Hz，强度25 mA），神经冲动沿传入神经经脊髓、丘脑传入大脑皮质中央后回感觉区，用脑电图头皮电极检测大脑皮质和皮质下区域的诱发电位，观察诱发电位的潜伏期和波幅。如果潜伏期延长大于10%，波幅降低超过50%，则提示可能存在神经损伤。SSEPs的局限性在于它只能监测脊髓后角（感觉）功能的完整性，不能反映脊髓前角（运动）功能，会出现假阴性。其次，SSEPs受多种麻醉药物的影响，存在假阳性的可能。SSEPs能减少50%的神经损伤，尤其是在 IS 手术中具有较高敏感性和特异性，但其在 NMS 中的作用存在争议。

运动诱发电位（MEPs）是通过头皮电极刺激大脑运动皮质区或经硬膜外电极刺激脊髓前索，通过监测脊髓和下肢的肌电图信号或下肢肌肉的收缩来判断脊髓前角运动通路的完整性。脊髓前角运动神经元的血供来源于脊髓前动脉，对缺血更敏感，一旦发生缺血，MEPs 发生变化较 SSEPs 更迅速。MEPs 的缺点在于：①对肌松药敏感，监测时不能使用肌松药，因此术中可能发生气管导管被咬折、唇舌咬伤及抽搐等；②不能监测感觉传导通路的异常。

其他脊髓神经电生理监测还包括椎弓根钉的诱发电位、混合神经诱发电位及持续肌电图监测等。无论何种监测手段都在一定程度上依赖于外科医生的经验，同时也会受到麻醉药物甚至周围环境信号的干扰。对于 NMS、手术较复杂的脊柱矫形手术，建议采用多种脊髓功能的监测方法，以提高准确性。

术中一旦出现脊髓功能异常，需迅速分析可能原因。首先要排除药物的影响；适当提高血压，改善脊髓灌注压；维持水电解质和酸碱平衡；纠正贫血；充分供氧，避免过度通气，同时外科医生及时松解、调整内固定等。如情况不能改善，建议行唤醒试验，以明确诊断。

【问题10】麻醉药物对脊髓功能监测有何影响？

所有的麻醉药物都会不同程度地影响脊髓功能监测。强效吸入麻醉剂呈剂量依赖性地降低 SSEPs 和 MEPs 的波幅并延长其潜伏期，七氟醚和地氟醚的影响相对较小，氧化亚氮（笑气）可显著抑制 SSEPs 和 MEPs；静脉麻醉药对 SSEPs 的影响较吸入麻醉剂小，其中氯胺酮和依托咪酯可能会增强 SSEPs 信号强度，丙泊酚对 SSEPs 几乎没有影响，但大剂量丙泊酚抑制 MEPs；镇痛剂量的阿片类药物对 SSEPs 的波幅和潜伏期影响较小；右美托咪定对 SSEPs 和 MEPs 影响轻微。肌松药对 SSEPs 没有影响，但可干扰 MEPs 的监测。

尽管麻醉药可能会影响脊髓功能监测，但只要合理应用，就能在保证神经功能监测的同时快速唤醒患儿。持续静脉泵注有助于维持稳定的血药浓度和血流动力学水平，优于单次推注。临床比较推荐的用法有丙泊酚或右美托咪定加瑞芬太尼持续输注，可同时持续吸入 0.4~0.5 MAC 七氟醚。由于氯胺酮有增强信号的功能，也可应用小剂量进行维持。

【问题11】术中唤醒试验的药物使用及注意事项？

唤醒试验一直被认为是判断脊柱手术中脊髓损伤的"金标准"。唤醒试验要求患儿尽快从麻醉状态进入清醒状态，能听从指令，活动手指和足趾，以证明脊髓运动通路功能完整。理想的唤醒试验应满足 3 个条件：唤醒时间短，唤醒期间患儿无躁动和损伤，术后患儿对唤醒过程回忆发生率低。

实施术中唤醒的注意事项：①术前和患儿进行充分的沟通，取得患儿的理解与合作，让患儿了解术中唤醒的实施，进行唤醒前训练以利于术中配合；②了解患儿既往麻醉史，是否有恶心、呕吐史；③术前使用苯二氮䓬类药物、止吐药和抗胆碱药帮助解除患儿焦虑情绪，充分镇静；抑制呼吸道腺体分泌；预防恶心呕吐；④使用短效、恢复快的麻醉药，尽量缩短唤醒时间，唤醒结束后立即加深麻醉；⑤麻醉过程中维持血流动力学和内环境稳定，纠正贫血，保证气道通畅，供氧充足，维持正常体温，采用有效的镇痛方法。

术中唤醒麻醉中常用丙泊酚–瑞芬太尼组合。丙泊酚的常用剂量为 0.8~1 mg/（kg·h），TCI 时效应室靶浓度（Ce）为 0.25~0.5 μg/ml；瑞芬太尼的常用剂量为 0.05~0.1 μg/（kg·min），TCI 时 Ce 为 1~3 ng/ml。通常在进行唤醒 15~20 min 前停用丙泊酚，以瑞芬太尼 0.01~0.025 μg/（kg·min）背景剂量输注，可有效地缓解患儿的疼痛与不适，从而顺利实施神经功能学检查，并且对呼吸和血流动力学均无明显影响。在脊髓功能检测完成后继续输注丙泊酚。

右美托咪定作为辅助药可降低主要麻醉药的剂量，并能在术中或术后快速苏醒。当右美托咪定用于丙泊酚–瑞芬太尼组合，可减少丙泊酚使用量且苏醒更快。常用方法为先给予右美托咪定 0.5~1 μg/（kg·h）的负荷剂量，持续

20 min，再按 0.2~0.7 μg/（kg·h）的速度持续输注，在唤醒前 10 min 将右美托咪定的输注速度降为 0.1~0.2 μg/（kg·h），完成唤醒后，增加镇静、镇痛药物剂量。

除全凭静脉麻醉外，瑞芬太尼复合地氟醚或七氟醚也能实现快速的术中唤醒。

术中唤醒可能存在的风险：①患儿常难以耐受气管导管，导致呛咳、躁动、恶心呕吐，气管导管脱落；②动–静脉导管脱落；③高血压和心动过速；④内固定松动；⑤损伤，甚至可能从手术台上跌落；⑥患儿如存在清晰记忆或疼痛，可造成术后精神创伤。

一直以来，虽然术中唤醒被认为是脊髓功能监测的"金标准"，但其诊断有滞后性，无法判断感觉通路的损伤，并且不适用于认知功能障碍或年龄太小的患儿，一般建议将其作为脊髓电生理监测的一种补充。

三、术后管理

【问题12】此患儿是否需要在术后进入ICU，延长机械通气时间？

大部分脊柱侧凸手术患儿术后不需要呼吸机支持治疗。术前最大肺活量（FVC）>70% 预测值的患儿大多能较好耐受手术；FVC<40% 预测值或 1 秒钟用力呼气量（FEV$_1$）<50% 预测值提示呼吸功能不全，需延长机械通气时间，术后需进行呼吸机支持治疗。本例患儿术前未行

肺功能检查，术前检查发现其平时活动受限，易出现胸闷气促，胸廓明显畸形，Cobb 角 90°，诊断为 NMS，结合血气分析结果判断其存在限制性通气功能障碍可能性大，发生呼吸系统并发症风险较高，术后应继续机械通气，由压力控制通气逐步过渡到间歇辅助指令通气，在监护病房过渡 24 h，待心肺功能稳定，呼吸参数满足条件后可考虑拔除气管导管。如 72 h 内仍无法满足脱机拔除气管导管条件，考虑气管切开维持气道通畅并继续辅助通气。

Rawins 等报道 32 例脊柱融合术有 6 例发生了肺部并发症，其中 3 例进行了气管切开。这类患儿 FVC<40% 预测值，并且大部分合并先天性疾病，1 例合并假肥大性肌营养不良。Wazaka 等在 21 例脊柱畸形患儿的研究中发现，在平均 FVC<32% 预测值的患儿中，4 例需要术前家庭氧疗，2 例发生严重呼吸功能障碍，术后呼吸机支持治疗达 3 个月之久。

【问题13】如患儿术后第1天拔除气管导管后发现右侧呼吸音降低，如何处理？术后第2天，患儿出现右上肺片状致密影，SpO_2 93%，血常规实验室检查WBC 8.9×10^9/L，中性粒细胞百分比76%。如何处理？

NMS 患儿更易发生严重的呼吸系统并发症，可表现为肺炎、气胸、胸腔积液及肺不张。总体发病率可达 20%。建议立即进行床旁摄片及超声评估，并进一步观察。如患儿血流动力学

平稳，氧饱和度正常，胸片无特殊，可暂不作特殊处理。应预防肺部感染和肺不张。鼓励患儿深呼吸及加强排痰。加强营养支持。

术后患儿肺容量的降低可能高达 60%，当出现 SpO_2 下降时应复查胸部 CT，结合体检及实验室检查考虑肺部感染，肺不张。患儿术后 FEV_1 及 FEV_1% 降低，一般要术后 1~2 月才能恢复至基础值。目前需要加强抗感染，雾化吸入以减少肺部分泌物；加强床旁监护、血气分析及水电解质监测。

【问题14】此患儿如何进行术后镇痛治疗？

良好的疼痛评估是发现和处理疼痛的前提。8 岁以上的儿童可使用成人的疼痛评估量表，3~7 岁的儿童可使用面部表情评分。不能良好沟通的患儿可使用行为学评估方法如 CRIES 评分或 FLACC 评分。

目前，脊柱侧凸矫形术后一般推荐使用 3~5 天的 PCIA。硬膜外置管持续镇痛技术需确定神经系统功能正常后才能使用，一般建议 T_4~T_5，T_{10}~T_{11} 两点镇痛，置管深度 3~5 cm；外科结束前放置硬膜外导管，术中影像学检查确认导管位置；术后第 1 天神经功能检查后开始硬膜外镇痛。可在手术结束前鞘内注射镇痛药。另外，在关伤口前切口皮下注射长效局麻药，或局部切口皮下埋管后持续泵注局麻药，也能提供合适的镇痛效果。

需特别指出的是，小儿术后镇痛除镇痛药

物治疗外，还需情感支持、精神安慰、心理干预等非药物疗法。

【问题15】术后可能的并发症及处理有哪些？

脊柱手术后多数患儿肠蠕动减慢，可能发生肠梗阻，在能耐受的情况下，尽早缓慢进食水。脊柱手术由于俯卧体位可能发生眼部受压（失明）、臂丛牵拉、尺神经受压等相关并发症。应选择合适的体位垫并注意保护。

肠系膜上动脉综合征一般较少见。主要表现为持续的术后呕吐，这是由于侧凸的脊柱受到牵拉后，导致位于腹主动脉和肠系膜上动脉之间的十二指肠受到机械性的压迫而发生梗阻。通过禁食、胃肠减压、静脉输液及左侧卧位等措施后，一般于术后5~7天内痊愈。

急性呼吸窘迫综合征（ARDS）多见于术前肺功能差、术中出血多、手术时间长、创伤大的患儿。除常规的处理措施外，建议：①可能大出血的患儿，术中应实施CVP监测，避免输血、输液过多而加重心肺功能障碍；②存在易感因素的患儿，术后不宜急于拔除气管导管；③排除全麻药的残余作用及心源性肺水肿的可能。

脊柱侧凸手术最严重的并发症是神经损伤。矫正时，随着脊柱的延长，术前其他可能存在的因素，如脊髓栓系或其他脊柱异常和缺血损伤等，可能造成术中神经损伤。术中加强SSEPs、MEPs等脊髓功能的监测，一旦发生异常变化，应暂停手术，排除一些可能的影响因素，如是

矫形引起的神经损伤，可能需移除内置物。此外，是否应用类固醇激素还存在争议。

恶性高热尽管罕见，但在已有肌肉损害较重如假性肌营养不良等患儿中发生恶性高热的文献报道。围术期应严密监测患儿体温变化，如有异常应尽早发现并及时处理。

（胡倩 吴滨 江伟）

参考文献

[1] Lowe T G, Edgar M，Margulies J Y, et al. Etiology of idiopathic scoliosis: Current trends in research[J]. J Bone Joint Surg (Am), 2000, 82-A(8):1157-1168.

[2] 邱贵兴，庄乾宇. 青少年特发性脊柱侧弯的流行病学研究进展[J]. 中华医学杂志, 2006, 86(11):790-792.

[3] Wynne-Davies R. Familial (idiopathic) scoliosis. A family survey[J]. J Bone Joint Surg(Br), 1968, 50(1):24-30.

[4] Mendiratta A, Emerson R G. Neurophysiologic intraoperative monitoring of scoliosis surgery[J]. Clin Neurophysiol, 2009, 26(2):62-69.

[5] Pelosi L, Lamb J, Grevitt M, et al. Combined monitoring of motor and Somatosensory evoked potentials in orthopaedic spinal surgery[J]. Clin Neurophysiol, 2002,

113(7):1082-1091.

[6] Abu-KishkI, Kozer E, Hod-Ffeins R, et al. Pediatric scoliosis surgery, is postoperative intensive care unit admission really necessary[J]? Paediatr Anaesth, 2013, 23(3):271-277.

[7] Buvanendran A, Thillainathan V. Preoperative anesthetic and analgesic techniques for minimally invasive surgery of the spine[J]. Spine, 2010, 35(26S):S274-S280.

[8] Domino K B, Bowdle T A, Posner K L,et al. Injuries and liability related to central vascular catheters: a closed claims analysis[J]. Anesthesiology, 2004, 100(6):1411-1418.

11

小儿矫形手术的麻醉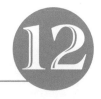

问题摘要

（1）小儿发育性髋关节发育不良（DDH）的流行病学特征有哪些？

（2）DDH 在不同年龄段小儿的治疗方式是什么？

（3）DDH 手术常用切口和相关皮肤神经分布是什么？

（4）小儿矫形外科手术术前需做哪些检查？

（5）合并上呼吸道感染的患儿的麻醉如何评估？

（6）小儿矫形外科手术麻醉如何选择和实施？

（7）小儿矫形外科手术术中液体管理和输血指征如何？

（8）小儿苏醒期谵妄如何预防和处理？

病例摘要

患儿，女，5 岁，体重 18 kg，因"跛行步态 5 年余"入院。既往无其他先天性疾病，无手术史，无过敏史。患儿一般发育可，足月产，出生时 Apgar 评分 10 分。家属诉患儿近几日有咳嗽，无咳痰，流少量清涕，无发热，精神佳。实验室检查：血常规 WBC 7.0×10^9/L，Hb 124 g/L，Hct 37%。ECG 检查：窦性心律。X 线胸片检查：两肺纹理增多。髋部 X 线平片：左侧发育性髋关节发育不良。拟行"左侧 Salter 骨盆截骨 + 股骨近端截骨术"。

一、术前评估与准备

【问题1】小儿发育性髋关节发育不良的流行病学特征有哪些？

发育性髋关节发育不良（development dysplasia of hip, DDH）曾被称为先天性髋关节脱位（congenital dislocation of hip, CDH），是指由于髋臼发育缺陷造成髋臼对股骨头的覆盖不良，导致长期生物力学的异常而逐渐出现股骨头半脱位、负重区软骨退变及股骨头局灶性坏死、严重骨关节炎的一种疾病，在胎儿期、围生期及随后的生长发育过程中都可能发生。DDH 病变程度不一，分为髋臼发育不良、髋关节半脱位、髋关节脱位 3 种类型，是造成儿童残疾的最常见原因之一。

DDH 的发病率因检查方法不同而异。儿科医师查体结果为 8.6‰，骨科医生筛查为 11.5‰，超声检查为 25.0‰。一部分新生儿 DDH 可自行恢复。在一项对新生儿髋关节超声筛查研究中发现，出生时在 18 060 例中检查出的 1 001 个异常髋关节（约 55.1‰），在第 2 周和第 6 周后只有 90 例仍存在异常，因此超声检查得到的 DDH 发病率实际约为 5‰。DDH 多累及左髋，双侧同时受累多于右侧。

DDH 的病因学包括机械因素学说、激素诱发关节松弛学说、原发性髋臼发育不良及遗传学说等。臀位分娩使髋关节在异常的屈曲位置上遭受机械压力，从而引起股骨头脱位，臀位分娩的 DDH 发病率增加约 1 倍。出生后的机械因素也是影响因素。例如，有些地方传统将婴儿用襁褓服包裹，迫使髋关节处于伸直位，增加了 DDH 发病率。有学者提出韧带松弛是 DDH 的发病因素之一，其依据是妇女在分娩过程中需要的松弛素（relaxin）在使盆腔韧带松弛的同时，也引起了子宫内胎儿以及出生后新生儿的韧带松弛，从而引起其股骨头脱位。研究表明，松弛素可透过胎盘进入胎儿体内，同时，对松弛素易感的女性更易发生 DDH，发病率比男性增加 4 倍。此外，原发性髋臼发育不良也是 DDH 的危险因素，曾有报道 70% DDH 的患儿有阳性家族史。

DDH 还常常伴有其他骨骼肌肉异常，如先天性斜颈、跖骨内收及跟骨外翻畸形等。DDH 与马蹄内翻足之间可能存在联系。

DDH 的临床表现因年龄不同而有差异。新生儿可能只表现为外展受限，3 个月以下婴儿由于骨盆倾斜，可出现大腿或腹股沟皱纹不对称，患肢缩短和患髋内收肌挛缩。4 个月 ~1 岁婴儿髋关节内收肌、髂腰肌和腘绳肌进展性挛缩，臀部扁平更加明显。1 岁以上幼儿表现为非对称步态。成年人则表现为髋部疼痛和退变性关节炎。

复位后 DDH 的转归包括：发育正常，髋臼发育不良（18%）和股骨头坏死（6.72%）。

【问题2】DDH在不同年龄段小儿的治疗方式有哪些?

DDH 的治疗方式随年龄不同而异，大致可分为 4 个治疗组。

（1）新生儿组（<6 个月）：主要治疗措施是 Pavlik 吊带，成功治愈率可达 85%~95%，而且越早进行效果越好，方法简单，易于接受。Pavlik 吊带的应用大大减少了晚期 DDH 和重症 DDH 的发生。

（2）婴儿组（6~18 个月）：主要治疗措施是闭合复位蛙式石膏固定，成功率可达 75%~80%。术后蛙式石膏一般需维持 3 个月。

（3）幼儿组和儿童组（18 个月 ~6 岁）：主要治疗措施是切开复位，大部分需行骨盆截骨矫形（常用术式为 Salter 截骨或 Pemberton 截骨）

加股骨截骨矫形，使股骨头回纳入髋臼中，复位后髋关节稳定于功能位和减少对股骨头的压迫。手术完成后需行人字管形石膏固定。

（4）大龄儿童及青少年组（年龄 >6 岁）：主要治疗措施为骨盆三联截骨术加股骨截骨术。手术完成后需行人字管形石膏固定。

【问题3】DDH手术的常用切口有哪些？相关皮肤神经如何分布？

DDH 骨盆截骨常采用髋关节前外侧入路切口（见图 12-1），起自髂嵴中后部，沿髂嵴向前延伸至髂前上棘，转向大腿前侧，垂直向下，指向髌骨外侧缘，长 8~10 cm。

股骨截骨手术常采用股外侧入路切口（见图 12-2），大腿外侧起自股骨大转子顶端，纵行向下 6~8 cm。

相关髋部及大腿的神经分布如图 6-11、图 6-12 所示。

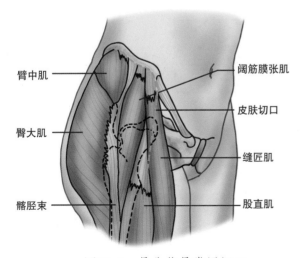

图12-1 骨盆截骨常用切口

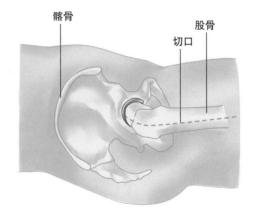

图12-2 股骨截骨常用切口

【问题4】该患儿需做哪些术前准备和检查？

术前准备包括心理准备和禁食、禁饮准备。术前可与患儿多玩耍，多沟通，取得其信任，对麻醉手术过程作浅显易懂的解释，减少患儿恐慌。该患儿 5 岁，术前禁食固体食物 8 h，禁饮清水 2 h。小儿不易合作，术前应向其父母强调空腹的重要性。

术前检查应包括患儿体重、身高，注意牙齿有无松动，扁桃体有无肿大。实验室检查（血常规，生化，凝血指标）有助于了解有无合并感染、贫血、低血糖、电解质紊乱和凝血障碍等。术日早晨再次明确小儿发热、咳嗽、流涕等上呼吸道症状有无加重情况。

【问题5】该患儿合并上呼吸道感染，术前如何评估？

上呼吸道感染（upper respiratory infection，URI）是小儿的常见疾病，据统计小儿平均每年可经历 6 次 URI。多数文献报道认为 URI 会使围术期呼吸道不良事件的风险大大增加。如：气道高反应性、气道分泌物增多、憋气、缺氧发作、喉痉挛、支气管痉挛，更有 URI 患儿术后死亡的病例报道。小儿 URI 常见病原包括流感病毒、副流感病毒、呼吸道合胞病毒、冠状病毒、鼻病毒等。虽然病毒感染有其自限性，一般 7~10 天自愈，但却可导致感染后持续长达数周的气道高反应性。所以手术时机的选择非常重要。多数研究结果表明：发病缓、症状轻的 URI 患儿（如清水样鼻涕、轻微咳嗽、肺部无啰音、无发热）实施小手术时，可完全耐受麻醉；但如行气管内插管全身麻醉，则易发生喉痉挛、支气管痉挛和脉搏氧饱和度的下降等。如 URI 患儿有下呼吸道感染症状或体征（咳痰、肺部有湿啰音或喘鸣音、X 线胸片提示肺炎）或者体温高于 38.5℃，则择期手术应至少延期至 2 周后；如为百日咳或毛细支气管炎者，则至少应延迟 4 周以上。决定是否取消手术也应具体情况具体分析（见图 12-3）。

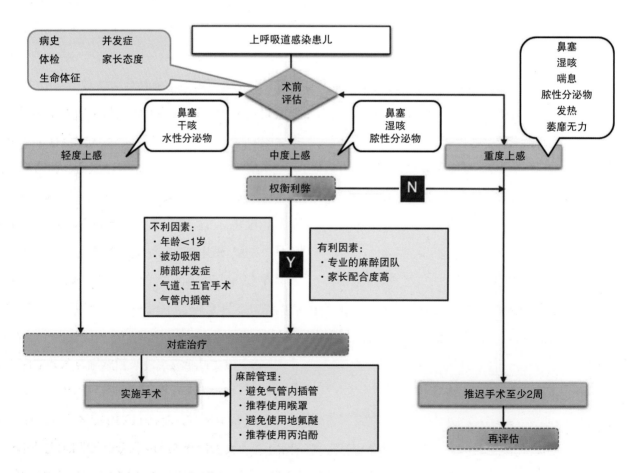

图12-3　上呼吸道感染患儿的麻醉处理

该患儿有咳嗽，无咳痰，流少量清涕，无发热，精神佳，属于轻度上呼吸道感染，可施行择期骨科手术。

【问题6】对该患儿如何选择麻醉方式？

气管内插管全身麻醉可满足手术要求，但术中需使用大量阿片类药物，增加术后恶心呕吐、呼吸抑制等并发症的发生；同时，术后镇痛不足亦可致患儿喉痉挛、屏气等风险增加。

区域麻醉可采用骶管阻滞（盲法/超声引导下）、超声引导下腰丛阻滞或硬膜外阻滞（盲法/超声引导下）。硬膜外阻滞有留置置管术后镇痛优势，但DDH术后有管形石膏固定在躯体周围，不便术后管理，因此优先选择单次骶管阻滞或腰丛阻滞。小儿区域麻醉多在基础麻醉或全身麻醉后实施，而超声引导技术的应用大大增加了全身麻醉下实施区域麻醉的安全性。

气管内插管全身麻醉复合区域麻醉有利于减少术中应激反应，稳定血流动力学，减少术中出血和术中阿片类药物的使用，明显减少麻醉恢复室气道并发症和术后恶心呕吐发生率。同时，区域麻醉作为术后多模式镇痛的一个重要组成部分，使患儿大大受益于术后康复。

二、术中管理

【问题7】如选择全身麻醉，应如何实施和管理？

实施麻醉诱导前，若患儿合作，可先建立心电图、SpO_2、血压监测；若患儿不合作，可先仅监测SpO_2，待患儿诱导入睡后再行其他监测。对已建立外周静脉通道的患儿可直接实施静脉诱导气管插管；对尚未建立外周静脉通道的患儿可实施吸入诱导，待患儿入睡后建立外周静脉通道，再从静脉通道加深麻醉后行气管内插管。

该患儿有轻微上呼吸道感染症状，实施全身麻醉过程中应尽可能减少气道刺激。气管内插管操作应在深麻醉下进行，动作应轻柔。整个手术过程中要保证足够的麻醉深度，避免在浅麻醉下的气道操作，必要时选择深麻醉下拔除气管导管。有报道表明，对URI患者实施喉罩麻醉，其气道并发症风险低于气管内插管全麻。但由于DDH手术过程中要进行多次体位调整，喉罩容易移位，所以目前还是主张选择气管内插管。麻醉药物选择方面尽量选择对气道刺激小的药物，如丙泊酚、七氟醚，避免使用地氟醚。氯胺酮尽管可扩张支气管，但同时也增加气道分泌物，因此不适用。

【问题8】如选择全身麻醉复合区域麻醉，应如何实施？

在全身麻醉气管插管完成后，可选择超声引导下骶管阻滞或腰丛阻滞。

1）骶管阻滞

（1）0.2%罗哌卡因，总量1 ml/kg。

（2）超声下骶管阻滞（见超声解剖图43，图44）：患儿取侧卧位，屈髋屈膝，消毒皮肤后，高频探头沿骶骨中线确定骶裂孔，22 号穿刺针超声定位下穿刺入骶管，位置满意后注入局部麻醉药，观察药液与硬膜囊的关系。

2）腰丛阻滞

（1）0.2% 罗哌卡因，总量 0.8~1.0 ml/kg。

（2）超声下腰丛阻滞（见超声解剖图 40，图 41）：患儿取侧卧位，患侧朝上，屈髋屈膝，高频探头探及位于 L_{2-5} 深面的腰大肌，直视下将局部麻醉药注入横突之间、腰大肌内的腰丛区域，边注药边观察药物扩散情况，并间断回抽，排除入血管可能。

知识点→小儿神经阻滞局麻药推荐常用剂量和最大剂量

（1）利多卡因常用浓度为 0.2%~0.25%，最大剂量为 5mg/kg 或 400 mg，加肾上腺素最大剂量为 10 mg/kg 或 700 mg。

（2）左旋布比卡因常用浓度为 0.125%~0.5%，最大剂量为 3 mg/kg 或 200 mg，加肾上腺素最大剂量为 4 mg/kg 或 250 mg。

（3）罗哌卡因常用浓度为 0.1%~1%，最大剂量为 3 mg/kg 或 300 mg。

【问题9】合并有骨、关节或神经系统疾病的患儿是否可行区域麻醉？

DDH 患儿常合并有脑瘫、脊髓损伤和神经肌肉疾病，虽对这些患儿实施区域麻醉的收益往往大于风险，但也应权衡利弊。

（1）伴有脑瘫和脊柱侧弯只是增加了区域麻醉的难度，并非禁忌。

（2）严重椎体畸形、脊柱融合、脊髓脊膜膨出、显性脊柱裂、脊椎前移为椎管内麻醉禁忌证。但对轻微或局部脊柱畸形（如半椎体、隐性脊柱裂、舒尔曼疾病）患儿仍可实施椎管内麻醉。

（3）控制良好的癫痫患儿可以实施区域麻醉。

（4）术前已经存在的中枢神经系统病变和退变性轴突病变虽然一直以来都被认为是区域麻醉的禁忌证或相对禁忌证，但迄今为止，并没有数据支持区域麻醉会加重神经病变。最近一项对 139 名术前存在外周神经病变患儿的研究表明，实施椎管内麻醉并没有导致神经学不良后果。

知识点→小儿神经阻滞的安全隐患

（1）在镇静或全麻下实施操作，患儿无法及时反馈不适感。

（2）小儿局麻药中毒的心血管反应常滞后于其神经症状。

（3）未根据患儿体重计算药量，使用药物过量。

（4）部分小儿较小剂量的局麻药就可发生中毒反应。

【问题10】小儿DDH矫形手术术中液体管理及输血指征如何?

小儿 DDH 矫形手术持续时间长,截骨时有大出血可能,对患儿实施全麻后宜开放第 2 条静脉通路,以保障快速输血输液。术中根据观察引流量、血流动力学、患儿皮肤黏膜、尿量和血气分析全面评估出血量和失液量,及时给予输液、输血。

生理需要量:一般都按照 4-2-1 原则计算,即 18 kg 小儿生理需要量为 $10 \times 4 + 8 \times 2 = 56$ ml/h;术前禁食、禁饮累计液体缺失量为 56 ml × 2 = 112 ml;这些液体以晶体液补充。计算量的 50% 在手术开始后的 1 h 内输入,另 50% 分别在第 2 h、第 3 h 各输 25%。

第三间隙丢失:争议较大,DDH 为中等手术,建议 4 ml/(kg·h),以晶体液补充。

估计的血容量(estimated blood volumn,EBV):早产儿 100~120 ml/kg;足月儿 90 ml/kg;婴儿 70~80 ml/kg;1 岁以上小儿 70 ml/kg。本例患儿 EBV= 70 × 18 = 1 260 ml。

最大允许出血量(maximal allowable blood loss,MABL):

$$MABL = EBV \times \frac{基础\ Hct - 目标\ Hct}{基础\ Hct}$$

考虑到截骨手术术后会有大量渗血,可以将目标 Hct 定为 24% 来计算患儿的 MABL。

本例患儿 $MABL = 1260 \times \frac{37\% - 24\%}{37\%}$
$$= 443 (ml)$$

出血量 <MABL,3 倍平衡液或 1 倍胶体液输入;出血量 >MABL,输入红细胞悬液。

出血量 >1 倍 EBV,并且术区出现凝血不良时,考虑输注新鲜冷冻血浆(FFP)、冷沉淀和血小板,小儿矫形手术一般出血不超过 50%EBV,不需要输注这些血液制品。

三、术后管理

【问题11】对该患儿如何进行术后镇痛?

由于 DDH 骨盆截骨术后需行人字管形石膏固定,区域麻醉置管镇痛护理困难。术后常采用多模式镇痛,一般采取术前单次骶管阻滞或腰丛阻滞 + 术后静脉镇痛泵。

(1)单次小儿骶管阻滞:局麻药中加入吗啡 30 μg/kg 可延长镇痛时间达 24 h,但要注意术后严密监护,及时发现呼吸抑制等不良反应。芬太尼为脂溶性药物,骶管内给药往往是通过全身作用达到镇痛作用的,作用时间仅为 2~4 h,不推荐单次骶管注射。

(2)腰丛阻滞:较骶管阻滞用于小儿髋关节术后镇痛持续时间更长,而且只阻滞单侧肢体,可减少低血压和尿潴留的发生率等。

(3)静脉镇痛泵:以阿片类镇痛药(吗啡/氢吗啡酮/舒芬太尼)为主。若有需要,病房口服镇痛药加强镇痛,可使用对乙酰氨基酚,或其他非甾体类抗炎药。

12

【问题12】该患儿在拔除气管导管后出现吸气性的喉喘鸣，吸气阻力增加，呈现三凹征，SpO₂从98%下降至78%，心率145次/min，判断发生了什么情况？该如何处理？

该患儿发生了喉痉挛。喉痉挛是由于喉上神经受刺激后喉肌发生非自主性痉挛。小儿在拔除气管导管时易发生喉痉挛，尤其是在吸入异氟醚后以及浅麻醉下拔除气管导管，一旦发生比较紧急，甚至可能出现严重后果，因此应积极预防，尽量避免发生。

一旦发生喉痉挛，应立即面罩给氧，必要时手控加压辅助通气，同时适量使用丙泊酚。如面罩辅助呼吸不能奏效，应立即加用琥珀胆碱或3倍ED95罗库溴铵尝试进行气管内插管。如遇气管插管困难，可考虑行环甲膜穿刺术，在环甲膜上刺入大口径的静脉套管穿刺针。

对于喉痉挛，预防措施包括：拔除气管导管前充分给氧，保证机体具有足够的氧储备；在深麻醉下进行气管内分泌物的吸引；小儿完全清醒时或在深麻醉下拔除气管导管，避免呛咳，尽量减少气管导管或吸引器对气管的过度刺激。同时准备好各种有效通气装置及紧急气管插管的药物，以备必要时使用。

【问题13】该患儿在苏醒期间出现易激惹、不合作、语无伦次、无法安慰、持续哭吵，可能发生了什么情况？该如何预防及处理？

该患儿可能发生了苏醒期谵妄（emergence delirium，ED）。小儿苏醒期谵妄定义为"儿童对其周围环境的认知和注意力发生紊乱，出现定向障碍和知觉变化包括在术后不久出现的对刺激过敏及过度运动的行为"。

关于小儿苏醒期谵妄的量表有很多，2004年Sikich N提出的儿童苏醒期谵妄量表（pediatric anesthesia emergence delirium scales, PAED Scales）是使用最为广泛的量表（见表12-1）。

表12-1　儿童苏醒期谵妄量表

1.患儿与护理者眼神接触
2.患儿的动作有目的性
3.患儿能认知周围环境
4.患儿焦躁不安
5.患儿极度沮丧，难以安慰

注：该表摘自Anesthesiology, 2004, 100:1138-1145.
1~3项评分：4分-没有，3分-有一点，2分-中等，1分-非常，0分-极度；
4~5项评分：0分-没有，1分-有一点，2分-中等，3分-非常，4分-极度；
PAED Scales是上述各项评分相加总和，>10分诊断为苏醒期谵妄。

小儿苏醒期谵妄的发生率较成人高，发生率为10%~50%，以2~6岁小儿较多。一般在麻醉后苏醒的最初30 min内发生，具有自限性（5~15 min），但也有报道可持续2天。苏醒期谵妄的相关危险因素包括：术前焦虑、患儿的性格、年龄（学龄前儿童多发）、低溶解度吸入麻醉剂（七氟醚、地氟醚），手术种类（眼科和五官科手术）和术后疼痛。

苏醒期谵妄的预防措施为术前充分心理护

理，减少分离焦虑，可术前静注咪达唑仑0.2 mg/kg；术中完善镇痛，注意体温维持，保持电解质、血糖等生理环境平衡；使用右美托咪定、芬太尼、酮咯酸等药物可能有益；对高危患者避免使用低溶解度的吸入麻醉剂，可实施全凭静脉麻醉；手术结束时给予丙泊酚0.5~1 mg/kg。

对于苏醒期谵妄的处理主要为静脉给予芬太尼1~2μg/kg，丙泊酚0.5~1 mg/kg或咪达唑仑0.02~0.1 mg/kg；父母的陪伴可能对减少患儿不安有益。

（吴军珍　张　晖）

参考文献

[1] Sikich N, Lerman J. Development and psychometric evaluation of the pediatric anesthesia emergence delirium scale[J]. Anesthesiology, 2004, 100(5):1138–1145.

[2] John F. Butterworth I V, David C. Mackey, John D. Wasnick. Morgan and Mikhail's clinical anesthesiology, Fifth edition,McGraw–Hill Education[M], 2013, 877–906.

[3] Kotlarsky P, Haber R, Bialik V, et al. Development dysplasia of the hip:what has changed in the last 20 years[J]. World J Orthop, 2015, 6(11):886–901.

[4] Stuart L Weinstein,John M. (Jack) Flynn. Lowell and Winters Pediatric Orthopedics[M], Seventh edition, Wolters Kluwer Health, 2014, 513–642.

[5] Miller R D, Cohen N H, Eriksson L I, et al. Miller's anesthesia[M], Eighth edition. Elsevier; 2015, 2539–2594.

[6] KluIka J, ŠtouraI P, Štoudek R, et al. Controversies in pediatric perioperative airways[J]. BioMmed Res Int, 2015, 1:1–11.

[7] Muhly W T, Gurnaney H G, Ganesh A. Regional anesthesia for pediatric knee surgery: a review of the indications, procedures, outcomes, safety, and challenges[J]. Local and Regional Anesthesia, 2015, 5(8):85–91.

[8] Jackson J C, Rungee M M, Nye N.Common Questions about developmental dysplasia of the hip[J]. American Family Physician, 2014, 90 (12): 843–850.

[9] Pietrini D, Plastra M, Lamperti M, et al. New trends in pediatric anesthesia[J]. Minerva Anestesiol, 2009, 75(4):191–199.

12

急症创伤手术的麻醉

问题摘要

（1）急症创伤患者的流行病学特征有哪些？

（2）急症创伤患者的病情特点有哪些？

（3）开放性骨折的分型有哪些？该患者属于哪一类？

（4）创伤超声重点评估在急症创伤患者病情评估中如何应用？

（5）该类患者如何选择麻醉方案？

（6）急症创伤患者如何进行紧急处理？

（7）急症创伤患者术中监测的重点有哪些？

（8）该类患者如何判断复苏终点？

（9）该类患者术后常见并发症有哪些？如何预防？

病例摘要

患者，男，58岁，体重73 kg，外伤致左腿多发骨折、开放性脱套伤，伤口污染重，肌肉、软组织损伤严重。患者入手术室为伤后6 h，神志清楚，反应稍淡漠，面色苍白，四肢湿冷、发抖，体温35.5℃，脉搏135次/min，血压72 mmHg/43 mmHg，呼吸28次/min。实验室检查：PT 21.7 s，APTT 40.6 s，TT 18.8 s，FIB 1.816 g/L；WBC 20.7×10^9/L，RBC 2.13×10^{12}/L，PLT 85×10^9/L，Hb 63 g/L，Hct 25.1%；血糖10.7 mmol/L，K^+ 3.5 mmol/L，Na^+ 130 mmol/L，Cl^- 97 mmol/L。胸部CT检查：左侧第10、11肋骨骨折。腹部CT检查：脾周不清，腹腔少量积液，盆腔少量积液，L_5椎弓崩裂。下肢X片检查：左股骨、胫腓骨多发骨折。拟行"左下肢血管探查吻合、清创外固定、原位植皮术"。

一、术前评估与准备

【问题1】急症创伤患者的流行病学特征有哪些？

随着现代化社会的发展，创伤患者日趋增多，目前创伤已成为全球范围内致残、致死的主要原因。据WHO统计，全世界每年超过500万人死于创伤事故，超过人口总病死率的9%。我国每年因创伤致死人数达70多万，其中大部分是青壮年，对社会的危害极其严重。

急症创伤的流行病学特征包括：①年龄：青壮年居多，但同等程度的创伤老年患者的病死率是年轻患者的5倍；②性别：男性多于女性；③致伤性质：交通事故占66.5%，多为机械性损伤，致伤能量巨大，其他为施工事故和高空坠落伤等；④院前时间：由于我国急救体系尚不完善，平均院前时间相对较长；⑤救治费用：大部分患者平均住院时间长，需要手术干预、生命支持、连续监测及并发症处理等，救治费用高。

急症创伤死亡分3个阶段：50%死于受伤后1h内，为立即死亡，主要为心脏大血管或脑干损伤，这类患者几乎不可能得到抢救和任何医疗；30%死于受伤后数小时，为早期死亡，主要是由于气道损伤、肝脾破裂、硬膜下血肿、血胸或其他引起严重出血的损伤，对这类患者若进行及时正确处理将有部分可能免于死亡；20%死于受伤后几天至几周，为后期死亡，主要是由感染或多器官功能衰竭致死。

【问题2】急症创伤患者的病情有什么特点？

1）病情紧急

急症创伤患者病情紧急，常危及生命，需及时组织抢救。经过初检后，对主要损伤应抓紧时间进行治疗，待病情初步稳定后再做较全面检查。有严重内出血者，须抓紧手术时机，不可拖延。由于病情紧急，术前没有充裕的时间了解病史和进行准备，需边抢救边做好术前准备。

2）病情危重

急症创伤均伴失血、失液，急性血容量丢失常致失血性休克，据统计其发生率可达9%。大血管破裂时，往往来不及抢救即死亡。严重胸部损伤或颅脑损伤，有时发展迅速，因窒息、缺氧而猝死。对严重创伤患者须强调早期循环、呼吸复苏，否则往往会丧失挽救生命的机会。

3）病情复杂

急症创伤常为多发伤。严重的车祸伤、高空坠落伤、斗殴刀刺伤都往往有多个部位受伤。据统计，胸部损伤者约有80%合并头部损伤，14%合并腹部损伤，26%合并四肢骨损伤。多发伤增加了病情复杂性，处理困难，病死率也相应增加。单纯胸部损伤的病死率约为10%，合并其他部位损伤的病死率增至15%~20%。

4）剧痛

创伤后常伴有剧痛，骨关节损伤的疼痛较软组织损伤者剧烈。疼痛不仅使患者痛苦，也会增加并发症的发生率。胸部损伤疼痛显著减低肺通气量，增加肺内分泌物滞留，诱发肺部感染。疼痛引起的过度通气可致呼吸性碱中毒。因此，在诊断明确的情况下，手术之前可给予患者适当镇痛治疗。

5）饱胃

创伤患者多非空腹，并且疼痛、恐惧、休克和药物等因素可使胃排空时间延迟，因此防止呕吐、误吸极为重要。麻醉诱导前应明确患者进食与受伤的间隔时间，因为即使禁食 24 h 依然存在呕吐、误吸的危险，因此对急症创伤患者一律按照饱胃进行处理。目前超声用于胃排空情况的评估已逐渐应用于临床，可评估胃窦部食物残留、胃扩张情况。

6）低体温、酸中毒及凝血功能障碍

部分严重创伤患者可能会出现"致死三联征"，即低体温、酸中毒和凝血功能障碍。"致死三联征"是救治早期的主要威胁。

低体温原因：①创伤；②体温调节中枢发生改变；③输注大量冷的液体及血制品；④手术暴露；⑤麻醉抑制，血管扩张使散热增加。

酸中毒原因：①休克致代谢性酸中毒；②大量输注库血等。

凝血功能障碍原因：①大量失血丢失凝血因子；②大量输液稀释凝血因子；③创伤本身加重凝血因子消耗；④低温、酸中毒和炎症反应等造成的内环境紊乱影响凝血功能等。

【问题3】开放性骨折的分型有哪些？该患者属于哪一类型？

开放性骨折的分类关系着治疗方法的选择和预后评估。Anderson-Gustilo 分类法是目前最常用的开放性骨折分类方法。Anderson 依据软组织损伤的程度将开放性骨折分为 3 型。Ⅰ型：伤口不超过 1 cm，伤缘清洁。Ⅱ型：撕裂伤长度超过 1 cm，但无广泛软组织损伤或皮肤撕脱。

Ⅲ型：有广泛软组织损伤包括皮肤或皮瓣的撕裂伤，多段骨折，创伤性截肢，以及任何需要修复血管的损伤。1984 年，Gustilo 在临床应用中发现此种分类的不足，又将Ⅲ型分为 3 个亚型，即ⅢA：骨折处仍有充分的软组织覆盖，骨折为多段或为粉碎性。ⅢB：软组织广泛缺损，骨膜剥脱，骨折严重粉碎，广泛感染。ⅢC：包括并发的动脉损伤或关节开放脱位。

该患者创伤导致左下肢多发开放性骨折，断裂组织包括股骨、胫腓骨、腘动脉、大腿及小腿肌群，伤口污染严重，属于ⅢC 类最严重的开放性骨折类型，并伴有大面积脱套伤，因此必须尽快手术，控制出血、清理污染创面，属于"急症手术"范畴。

【问题4】创伤超声重点评估在急症创伤患者病情评估中如何应用？

目前，创伤超声重点评估（extended focused assessment with sonography for trauma，eFAST）已成为快速评估急症创伤患者胸、腹部情况的重要手段。eFAST 方案是对双侧胸前区、左右上腹部、剑突下和耻骨联合上 6 个部位进行超声检查。双侧胸前区检查可发现是否存在气胸；左右上腹部检查可发现双侧肋膈角有无积液，以推断有无胸腔出血；左右上腹部和耻骨联合上部检查可发现肝肾间隙、脾肾间隙、直肠膀胱陷凹有无积液，以推断是否有腹腔出血；剑突下检查可发现是否有心包积液，还可通过测量下腔静脉直径及其呼

13

吸变异度评估血管内容量状态。

eFAST方案除术前可以快速发现上述可能存在的问题,早期给予确定性治疗外,术中及术后还可以评估治疗效果。因此,eFAST方案为临床医师对重症创伤患者的病情判断与处理提供了有力帮助。

【问题5】急症创伤患者如何选择麻醉方案?

对于创伤患者的麻醉选择需综合考虑创伤部位、手术性质、患者情况及麻醉医生的经验。神经阻滞适用于创伤小、失血少的患者,患者手术期间保持清醒,有助于神经功能及意识状态的评估,但循环不稳、意识不清及呼吸困难患者慎用;椎管内麻醉适用于下肢创伤手术,但严重低血容量甚至休克患者禁用腰麻,在补充血容量的前提下,慎用硬膜外阻滞,但如同时存在凝血功能障碍,则忌用硬膜外阻滞;全身麻醉适用于各类创伤患者。

该患者虽神志清楚、但循环不稳定,慎用神经阻滞;虽系下肢创伤,但伴有失血性休克,并且凝血功能异常,故亦不可行椎管内麻醉。因此,选择气管插管全身麻醉更为合适。

二、术中管理

【问题6】急症创伤患者如何进行紧急处理?

1)气道处理

建立并维持气道通畅是救治急症创伤患者首要考虑的问题。对患者气道通畅有任何怀疑时,应建立确实可靠的人工气道。直接喉镜明视下经口气管内插管是紧急情况下确保气道通畅的首选方法;对预估存在困难气道的患者,如可配合,应行纤维支气管镜引导的清醒插管,但因颌面部创伤造成口咽部较多血液时,不宜使用纤维支气管镜;对疑有颈椎损伤者,应经鼻气管插管,以避免造成颈髓损伤,但颌面中部和颅底损伤时,禁用经鼻插管;对无法气管内插管而又必须实施紧急气道处理的患者,应行环甲膜穿刺或气管切开术。

该患者入室时神志尚可,预估不存在困难气道,也无颈椎损伤,给予经口喉镜明视下气管内插管较为合适,操作时向左后方压迫环状软骨,防止胃内容物反流。值得强调的是,休克或严重创伤的患者,有时不需任何药物即可完成气管插管,必要时谨慎使用肌松药。

2)循环管理

创伤后大量失血导致的低血容量休克是创伤患者死亡的主要原因,采取有效复苏措施、尽快恢复组织灌注是救治的关键。

尽管《高级创伤生命支持》(advanced trauma life support,ATLS)指南一直倡导静脉快速液体输注纠正低血容量,但该策略对存在活动性出血的患者有害。快速输注大量晶体液虽可提高血压,但有可能冲刷掉已形成的血凝块、稀释凝血因子,进一步导致凝血机制异常。对于严重创伤休克患者,应采取损伤控制性复苏(damage control resuscitation，DCR）策略。DCR 将液体复苏与创伤相关凝血机制异常的防治相结合，通过强力干预手段早期纠正凝血功能障碍，在纠正休克的同时防止"致死三联征"的发生。

DCR 核心处理措施：①容许性低血压，将收缩压控制在 80~90 mmHg，可以在一定生理代偿范围内维持重要脏器基本灌注，又可避免血压过高导致再出血；②及时启动大量输血治疗方案（massive transfusion protocol，MTP），以血液制品为主进行复苏，按照一定比例输注悬浮红细胞、新鲜冷冻血浆、血小板、冷沉淀等（目前并无统一标准，有资料推荐悬浮红细胞∶新鲜冰冻血浆∶血小板的比例为 1∶1∶1），并加用抗纤维蛋白溶解药（氨甲环酸）抑制纤溶亢进；③尽快控制出血。

正确评估失血量，给予合理输血是有效复苏的关键。ATLS 提出依据症状及体征判断失血量（见表 13-1）。根据创伤部位也可大致判断失血量，如骨盆骨折失血约 2 000 ml，一侧闭合性股骨骨折 1 000~1 500 ml，一侧胫骨骨折约 500 ml，一侧肱骨骨折 300~500 ml，肋骨骨折每根约 100 ml，腹腔内出血可达 2 000 ml，如伴有后腹膜血肿及复合伤，可达 3 000 ml。失血量评估不仅包括术前已失血量，还应计算术中失血量及预估术后可能失血量。

该患者左股骨、胫骨多发骨折，开放脱套伤，反应稍淡漠，脉搏 135 次/min，血压 72 mmHg/43 mmHg，结合骨折部位，判断术前失血量约 2 000 ml，预估术中继续失血约 1 500 ml。术前输注悬浮红细胞 4 IU，术中输注悬浮红细胞 10 IU，冷冻血浆 10 IU，冷沉淀 10 IU。术后转入重症监护室，根据病情进展及实验室检查结果决定进一步治疗。

表13-1 ATLS依据症状和体征判断失血量

症状与体征	失血量占全身血容量的百分比			
	<15%	15%~30%	30%~40%	>40%
心率（次/min）	<100	>100	>120	>140
血压	正常	正常	下降	下降
脉压差	正常或增高	下降	下降	下降
呼吸频率（次/min）	14~20	20~30	30~40	>35
意识状态	少许紧张	紧张	模糊	错乱或昏迷

知识点→悬浮红细胞、冷冻血浆、冷沉淀及血小板

（1）1 IU 悬浮红细胞为 150 ml，含有相当于 200 ml 全血中的红细胞，可提升机体血红蛋白水平 5 g/L。

（2）1 IU 血浆为 100 ml，新鲜冷冻血浆含全部凝血因子，浓度基本同于新鲜全血；普通冷冻血浆除缺乏 V 和Ⅷ等不稳定凝血因子外，其余成分同新鲜冷冻血浆。

（3）1 IU 冷沉淀为 25~35 ml，是由 200 ml 新鲜冷冻血浆制成，其中含纤维蛋白原 120~300 mg、Ⅷ因子 80 IU 和丰富的纤维结合蛋白。

（4）1 IU 血小板为 250 ml，平均含血小板 $2.2×10^{11}$ 个，可提升机体血小板水平（20~30）×10^9/L。

3）体温管理

低温是"致死三联征"之一，持续性低温可导致酸中毒和凝血功能恶化。因此，在手术的整个过程中都应注意维持体温。应对措施包括：患者所有输注液体予以加温，尽可能覆盖患者体表，保持手术室温度，术野灌洗液予以加温，使用加温设备。

【问题7】急症创伤患者术中监测的重点有哪些？

急症创伤患者术中监测除心电图、脉搏氧饱和度、呼气末 CO_2、体温等常规检测外，还包括有创动脉血压、中心静脉压、尿量、血气分析等。必要时，可用超声动态监测血容量状态及心脏功能。

知识点→超声评估容量状态

超声可通过直接测量下腔静脉最大直径及下腔静脉呼吸变异度进行容量评估（见表13-2）。

（1）下腔静脉最大直径：在右心房与下腔静脉交接点下约 2 cm 处测量。

（2）下腔静脉呼吸变异度：超声 M 模式下，采样线置于右心房 – 下腔静脉交接点下约 2 cm 处，获得下腔静脉直径随呼吸运动图像，分别测量最大直径（Max）和最小直径（Min），通过公式：（Max – Min）/Max ×100%，计算出下腔静脉呼吸变异度。

表13-2　下腔静脉直径和呼吸变异度与中心静脉压的对应关系

下腔静脉直径和呼吸变异度	中心静脉压（平均）(mmHg)
正常：≤2.1 cm 和 > 50%	0~5（3）
除了"正常"或"宽"的结果	5~10（8）
宽：>2.1 cm 和 < 50%	10~20（15）

三、术后管理

【问题8】该类患者如何判断复苏终点？

复苏终点的评价指标包括：乳酸、碱缺失、胃黏膜 pH、氧债纠正情况等。乳酸可以敏感地反映组织灌注和机体缺氧情况，以乳酸正常化作为复苏终点优于平均动脉压和尿量，也优于氧输送、氧消耗。碱剩余反映机体无氧代谢情况，早在 20 世纪 80 年代就提出了加重的碱缺失与进行性出血相关，之后多项研究证实加重的碱缺失与预后不佳相关，包括多器官功能障碍、急性呼吸窘迫综合征、急性凝血功能障碍及病死率增高等。胃黏膜 pH 反映胃肠道灌注状态，失血性休克时，胃肠道黏膜低灌注最早发生，而当休克纠正时，胃肠道恢复灌注最晚。胃黏膜 pH 作为一个局部组织灌注的指标，可间接反映全身的氧代谢情况。氧债指机体实际氧耗与氧需之差，反映机体的缺氧程度，偿清氧债使氧供与氧耗恢复生理性非依赖关系，是休克的最终复苏。

【问题9】该类患者术后常见并发症有哪些？如何预防？

1）急性呼吸窘迫综合征

急性呼吸窘迫综合征(acute respiratory distress syndrome，ARDS) 是创伤患者术后严重并发症之一，以进行性低氧血症、呼吸窘迫为特征。严重创伤、低血压、入院 1 h 内输血 1 500 ml 以上、误吸和 DIC 等因素均可导致 ARDS。据统计，因 ARDS 导致死亡者，占所有创伤后期死亡总数的 1/3。

ARDS 的预防措施包括：①术中限制性液体管理：ARDS 的发病机制是创伤、手术、感染等激活的炎症反应引起高通透性肺水肿，肺水肿程度与 ARDS 预后呈正相关。在保证器官灌注的前提下，限制性液体管理对 ARDS 患者预后有利；②术中小潮气量通气（6~8 ml/kg）以及给予适当呼气末正压（3~5 cmH$_2$O）：多项研究显示，潮气量和呼气末正压的设置是 ARDS 的独立风险因素；③复苏中避免组织缺氧：ARDS 是多器官功能障碍的肺部表现，避免组织缺氧是防止多器官功能障碍的核心。

2）急性肾损伤

急性肾损伤(acute renal injury，AKI) 是创伤患者常见并发症之一。创伤出血造成的血容量不足和低氧血症，挤压伤引起的肌红蛋白增高，伴有肾、膀胱、尿道外伤的复合伤，麻醉手术对肾灌注和肾小球滤过率的影响，以及抗生素的使用等，均可能引起 AKI。若 AKI 未及时处理，有可能很快转变为急性肾衰竭。

急性肾衰竭是导致急症创伤患者预后凶险的重要因素，早期防治措施包括：①及时纠正有效循环血容量，使患者血流动力学处于稳定状态；②应尽量减少肾脏毒性药物的使用；③必要时早期行肾脏替代治疗。

3）术后感染及多器官功能障碍

术后感染是创伤患者常见并发症之一，若

未及时防治，失控的炎症反应导致多器官功能障碍甚至多器官功能衰竭。由创伤后感染所致的死亡占全部创伤中晚期死亡的 70%~80%。

预防措施包括：①尽早行高质量清创术；②快速有效地完成复苏；③合理使用抗生素；④重视引发感染的危险因素，如侵入性置管（中心静脉导管、动脉导管、气管插管、导尿管等）时强调无菌观念，尽量缩短导管留滞时间；⑤积极营养支持，尽早恢复机体免疫功能。

【问题10】该患者如何进行术后镇痛？

术后可使用多模式镇痛：超声引导下单次或连续神经阻滞（股神经、坐骨神经）及经静脉患者自控镇痛，必要时静脉使用非甾体类抗炎药。

（姚　军　王海燕　李颖川）

参考文献

[1] Sereide K. Epidemiology of major trauma[J]. Br J Surg, 2009, 96(7): 697–698.

[2] Martini W Z. Coagulation complications following trauma[J]. Mil Med Res, 2016, 7(7):22–35.

[3] Hamada S R, Delhaye N, Kerever S, et al. Integrating eFAST in the initial management of stable trauma patients: the end of plain film radiography[J]. Ann Intensive Care, 2016, 6(1):59–62.

[4] Briggs A, Askari R. Damage control resuscitation[J]. Int J Surg, 2016, 33(Pt B):218–221.

[5] Palmer L. Fluid Management in Patients with Trauma: Restrictive Versus Liberal Approach[J]. Vet Clin North Am Small Anim Pract, 2017, 47(2):397–401.

[6] Bodson L, Vieillard–Baron A. Respiratory variation in inferior vena cava diameter: surrogate of central venous pressure or parameter of fluid responsiveness? Let the physiology reply[J]. Crit Care, 2012, 16(6):178–181.

[7] Pham H P, Shaz B H. Update on massive transfusion[J]. Br J Anaesth, 2013, 111 (Suppl 1):71–82.

[8] Cestero R F, Dent D L.Endpoints of Resuscitation[J]. Surg Clin North Am, 2015, 95(2):319–336.

[9] 杭燕南,王祥瑞,薛张纲，等.当代麻醉学[M].2版.上海：科学技术出版社, 2013: 723–743.

老年髋部骨折
快通道手术的麻醉管理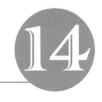

问题摘要

（1）髋部骨折手术时机影响患者预后吗？

（2）快通道手术与加速康复外科是什么关系？

（3）快通道手术在骨科手术中的应用情况如何？

（4）区域麻醉在快通道手术中有什么价值？

（5）心功能不全是老年髋部骨折手术的禁忌证吗？

（6）慢性支气管炎是老年髋部骨折手术的禁忌证吗？

（7）近期脑卒中是老年髋部骨折手术的禁忌证吗？

（8）老年髋部骨折快通道手术的麻醉管理要点有哪些？

病例摘要

患者，男，87岁，身高171 cm，体重73 kg，在家中不慎跌倒致右股骨颈骨折。患者既往于6个月前发生缺血性脑卒中，现口服阿司匹林，100 mg，qd，日常生活尚可自理，有慢性支气管炎病史10余年。入院体检：神志清楚，体温36.7℃，脉搏81次/min，呼吸15次/min，血压140 mmHg/75 mmHg。ECG检查：ST-T改变。心脏超声检查：EF 43%，左室肥大、左室收缩功能减退。血气分析：pH 7.45，PaO_2 53.5 mmHg，$PaCO_2$ 46.0 mmHg；Hb 97 g/L，Hct 29.9%。X线胸片检查：慢性支气管炎、肺气肿。患者入院第2天咳嗽、咳痰开始增多，但体温正常，吸空气SpO_2 89%，鼻导管吸氧SpO_2能维持在96%，骨科医师要求尽早行"右人工股骨头置换手术"。

【问题1】髋部骨折手术时机影响患者预后吗？

Moja等Meta分析回顾了1948-2011年间发表的关于老年髋部骨折患者手术时机与术后病死率相关性的文献，最终有35个研究、191 873名患者纳入Meta分析，结果证实髋部骨折后尽早手术（<

48 h）可显著降低术后病死率。Colais等的一项临床研究也证实老年髋部骨折后2天内手术可降低术后1年的病死率。目前研究证据推荐在满足麻醉基本要求的前提下尽早手术（<48 h）将有利于改善高龄髋部骨折患者的预后。但尽早手术将会使麻醉

前评估和准备的时间有限，对麻醉医师提出了很大挑战，麻醉方案的选择和管理就显得至关重要。

【问题2】快通道手术与加速康复外科是什么关系？

加速康复外科（enhanced recovery after surgery，ERAS）发展的早期被称为快通道手术（fast track surgery），因为设计 ERAS 方案的最初目的是为了减少住院时间及快速出院。随着临床研究和实践的进步，ERAS 研究者希望更多地强调加快患者的术后康复，ERAS 的新概念就应运而生并逐渐得到广泛接受。由此可见，ERAS 是对快通道手术的发展和完善。

【问题3】快通道手术在骨科手术中的应用情况如何？

现有证据和临床实践均表明快通道手术可不受年龄、术前功能状态及合并症等条件限制应用于全髋置换、全膝置换、肩关节置换、高龄髋部骨折及关节翻修等骨科手术中，可有效缩短住院时间，降低心脏和血栓并发症发生率，改善术后谵妄和认知功能障碍等。Aasvang 等将 1 500 例采用快通道手术方案的全髋或全膝置换术患者与采用传统手术治疗方案的 3 000 例患者比较，结果发现快通道手术组住院时间由 6 天降为 3 天，90 天病死率和输血需求也显著降低。Husted 等在 29 例全膝翻修手术中采用快通道手术方案的研究中证实住院时间和术后并发症的发生率与首次关节置换相当。

Winther 等报道了 82 例全髋和全膝翻修手术采用快通道手术方案可有效降低再翻修的发生率。

【问题4】区域麻醉在快通道手术中的价值？

快通道手术的核心理念是减轻患者对手术创伤的应激反应，从而避免术后并发症，加快患者术后康复。手术创伤应激反应包括炎症反应和代谢反应两部分。炎症反应导致机体促炎介质和抗炎介质失衡，而代谢反应导致分解代谢致心血管负荷加大。促炎介质和促分解代谢激素的释放诱发代谢紊乱，主要表现为高血糖和蛋白分解代谢，最终影响患者的术后康复。超声可视化技术的临床应用使得神经阻滞焕发生机。神经阻滞可阻断伤害信息的神经传入（见图 14-1），缓解手术创伤应激反应，从而有利于患者术后的快速康复。此外，区域麻醉还具有镇痛完善和对患者心、肺及胃肠道等生理功能影响小的优点，这些都是快通道手术方案中的重要环节（见表 14-1）。因此，合理使用区域麻醉是快通道手术顺利实施不可或缺的一部分。

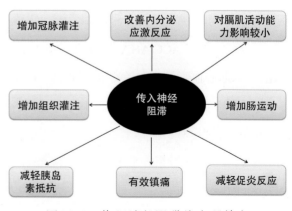

图14-1　传入神经阻滞的生理效应

表14-1　区域麻醉在快通道手术各个环节中的作用

快通道手术的环节	区域麻醉的有利作用	区域麻醉的细微或不利作用
改善手术创伤的内分泌和代谢应激反应	在开放手术中必须在手术切口之前进行神经阻滞并持续到术后48 h	如果采用微创手术，区域麻醉的应激反应调控作用微弱
调控炎症反应	局麻药对炎症介质的影响	区域麻醉对炎症介质的影响轻微
目标导向液体治疗	/	区域麻醉诱导的动脉低血压可能引起静脉容量超负荷
维持正常体温	区域麻醉降低传入神经阻滞区域的寒战反应，对血管扩张区域加热有利于维持正常体温	交感神经阻滞加重体热丢失导致低温
全麻后早期苏醒	区域麻醉减少全麻药和肌松药量	/
维持组织灌注和氧合	外周血管扩张、增加浅部和深部组织灌注；膈肌功能影响小有利于肺扩张；改善通气/灌流比失衡	/
多模式镇痛	协同效应有利于术后镇痛效果	/
预防深静脉血栓	区域麻醉引起血管扩张增加组织灌注	/
早期恢复肠道功能	传入神经阻滞有利于肠道运动或局麻药的抗炎效应	/
尽早经口饮食	维持肠道黏膜灌注；局麻药的阿片类药物节俭作用有利于经口进食；降低胰岛素抵抗有利于葡萄糖利用	/
控制术后恶心呕吐	减少阿片类药物用量有利于降低术后恶心呕吐的发生	/
早期下床活动	胸段区域麻醉或切口局麻浸润麻醉有利于保存肢体的运动功能	/

注：该表摘自Reg Anesth Pain Med. 2011; 36:63-72.

【问题5】心功能不全是老年髋部骨折手术的禁忌证吗？

根据2014年ACC/AHA发布的《非心脏手术围手术期心血管评估与治疗指南》，存在活动性心脏病情（见表14-2）是择期手术禁忌证，应推迟手术到活动性心脏病情稳定或病情已纠正；而其他情况并非手术禁忌证，但应结合手术风险、患者的运动功能储备及心脏疾病的临床症状等三方面因素综合评估最终确定能否手术。

对于老年髋部骨折合并心功能不全患者的手术，腰、骶丛阻滞可有效阻断手术侧伤害性刺激的传入，阻滞范围相对局限，减少了对老年患者循环功能的干扰，相较于全麻或椎管内麻醉具有独特优势，但其能否改善此类患者的预后还有待进一步的临床研究证据。即使合并活动性心脏病是择期手术禁忌，但是也有腰、骶丛阻滞成功应用于老年髋部骨折合并活动性心脏病患者手术的病例报道。如Asao等报道了

14

4 例髋部骨折合并严重心衰的老年患者，Gamli 等和 Ho 等各报道了 1 例髋部骨折合并主动脉狭窄患者在腰、骶丛阻滞下顺利实施手术。

【问题6】慢性阻塞性肺病是老年髋部骨折手术的禁忌证吗？

慢性阻塞性肺病（chronic obstructive pulmonary diseases, COPD）包括慢性支气管炎和肺气肿，以不完全可逆性气道阻塞为特征，主要临床症状为咳嗽、咳痰、喘息和呼吸困难。连续 2 年中咳嗽、咳痰每年大于 3 个月可诊断为慢性支气管炎，慢性支气管炎急性加重是指需要改变治疗的症状加重状态。COPD 患者术前评估时需要注意痰量、颜色及肺部感染征象的变化。

从术后肺部并发症发生的危险因素（见表 14-3）分析中可见 COPD 是术后肺部并发症发生的危险因素之一，但是否能够耐受手术需要权衡手术类型、麻醉方式、COPD 急性加重期、低氧和二氧化碳潴留、心肺功能储备等综合因素。围术期通过可纠正危险因素（祛痰、控制感染、避免气管内插管、改变手术方式等）的优化治疗则可有效降低术后肺部并发症的发生风险。区域麻醉或神经阻滞复合镇静将麻醉范

表14-2　活动性心脏病情

1. 不稳定心绞痛，急性心梗（≤7天）和近期心梗（7~30天）

2. 失代偿心衰（NYHA心功能分级4级）

3. 症状性心律失常（莫氏Ⅱ型或3度房室传导阻滞、快速性心室率的室上性心动过速或房颤、症状性室性心律失常，症状性心动过缓）

4. 重度瓣膜性心脏病，如：重度主动脉狭窄（平均跨瓣压差>40 mmHg、瓣口面积<1.0 cm²，但要注意左心室衰竭出现时跨瓣压差将会降低）和重度二尖瓣狭窄（平均跨瓣压差>10 mmHg、瓣口面积<1.0 cm²）

注：该表摘自2014年ACC/AHA发布的《非心脏手术围手术期心血管评估与治疗指南》。

表14-3　术后肺部并发症发生的危险因素

1. 吸烟史	6. 预期延长的手术（>2 h）
2. ASA评分>2分	7. 计划行全身麻醉（尤其是气管内插管）
3. 年龄>70岁	8. 白蛋白<30 g/L
4. COPD	9. 运动耐量小于步行2个街区或上一层楼
5. 颈、胸、上腹部、主动脉或神经外科手术	10. BM I>30

注：该表摘自Ann Surg 2000; 232:242-53.

围局限于下肢和髋部，并且避免了气管内插管，有效减少了麻醉和手术对肺功能的影响，有利于降低老年髋部骨折患者术后肺部并发症的发生率。

【问题7】近期脑卒中是老年髋部骨折手术的禁忌证吗？

既往脑卒中史或短暂性脑缺血发作病史是围手术期发生脑卒中的重要独立危险因素，近期脑卒中患者应注意择期手术时机的选择。

急性脑卒中破坏了脑血管的自身调节机制，使得脑血流被动依赖于脑灌注压的改变，轻度低血压就可能进一步加重缺血性脑损伤。Aries等研究证实脑卒中引起的脑血管自身调节障碍在损伤8 h就已发生并可持续2~6个月。因此，脑卒中后择期手术最好推迟到缺血性脑损伤炎症反应消退和脑血管自身调节功能恢复。现有的临床研究证据建议脑卒中1~3个月（最好是

6个月）后再行非急症手术。如果确实需要提前手术，必须严密调控血压，同时应使用经颅多普勒超声或神经电生理监测方法避免脑缺血的发生。

围术期通过对可纠正危险因素（见表14-4）的优化治疗积极预防脑卒中：术前评估患者脑卒中后病情是否稳定、近期有没有出现新的神经症状；术中维持平均动脉压（MAP）变化在基础值的20%范围之内；维持充分氧合；避免出血过多引起的贫血；选用区域麻醉有助于有效控制手术应激反应引起的高凝状态，术后尽早恢复抗凝治疗。

【问题8】老年髋部骨折快通道手术的麻醉管理要点有哪些？

1）术前评估和准备

术前对患者的心、肺、脑等重要脏器的功能进行评估，对可纠正因素尽可能优化治疗。

表14-4　发生围术期脑卒中的可纠正危险因素

可纠正的危险因素	降低危险因素的可能对策
近期脑卒中	推迟择期手术至脑卒中3~6月之后
术中脑缺氧	充分脑氧合策略
低血压	维持平均动脉压（MAP）变化在基础值的20%范围之内
脑血栓形成高危风险	术前脑血管介入治疗
全身麻醉	尽可能选择区域麻醉
贫血	维持Hb>90 g/L

注：该表摘自Can J Anesth 2016; 63:193－204.

（1）心功能评估：患者心超检查提示射血分数（EF）43%、左室肥大、左室收缩功能减退，但无明显心绞痛、心梗及心衰等活动性心脏疾病症状，目前无手术禁忌证。

（2）脑功能评估：患者6个月前有缺血性脑卒中病史，近期无新的神经症状发生，目前病情稳定，无手术禁忌证。

（3）肺功能评估：患者有慢性支气管炎病史，心电图和心脏超声检查未提示右心功能受损表现，目前低氧血症，吸氧能够改善，并且无急性肺部感染表现，如等待内科控制肺部疾病后再手术，可能因卧床导致肺部感染和下肢深静脉血栓形成等并发症，患者或将失去手术机会。但尽早手术的同时配合慢性支气管炎内科治疗将有利于避免相关并发症，促进患者尽早康复。

2）麻醉选择

根据图6-11及图6-12所示的人工股骨头置换手术区域的神经分布，选择超声引导下单纯神经阻滞或复合丙泊酚靶控镇静等麻醉技术，均能获得满意的麻醉效果，不仅可有效控制手术创伤应激反应，还可减少对患者心、肺及循环功能的影响，提供完善的术后镇痛，有利于患者快速苏醒和康复。

3）麻醉实施

（1）单纯神经阻滞：超声引导下行腰丛（0.375% 罗哌卡因 25 ml）+骶丛（0.375% 罗哌卡因 15~20 ml）阻滞 +T_{12} 椎旁阻滞（0.375% 罗哌卡因 10 ml）（见超声解剖图32，图40，图41，图42）。

（2）腰、骶丛阻滞复合丙泊酚靶控镇静：超声下行腰丛（0.375% 罗哌卡因 25 ml）+骶丛（0.375% 罗哌卡因 15~20 ml）阻滞；术前5 min 开始给予丙泊酚靶控输注，根据 Ramsay 镇静评分逐渐增加剂量，直到 Ramsay 评分（见表14-5）达到4~5分；根据患者对手术刺激的反应静脉注射芬太尼（10~20 μg）或舒芬太尼（2~5 μg），术中维持自主呼吸。

4）术中监测

除心电图、无创血压、SpO_2 及体温等常规监测外，合并心功能不全的患者应同时监测有创动脉血压；如采用腰、骶丛阻滞复合丙泊酚靶控镇静，麻醉中维持气道通畅和有效通气至关重要，可在患者入睡后插入鼻咽通气道，面罩吸氧监测 $PetCO_2$、呼吸频率和潮气量；必要

表14-5　Ramsay 镇静评分

1. 烦躁不安	4. 浅睡眠状态，但可唤醒
2. 清醒，安静合作	5. 睡眠状态，对较强的刺激反应迟钝
3. 嗜睡，能听从指令	6. 深睡眠状态，呼唤不醒

时超声测定下腔静脉直径和呼吸变异度动态评估血容量状态。

5）术中保温

术中采用补液加温联合暖气加温系统（forced-air-warming system）维持中心体温高于36℃。

6）术后处理

采用多模式镇痛方法（腰、骶丛阻滞复合静脉 PCA 镇痛，同时可辅助使用非甾体类抗炎药）确保有效术后镇痛。术后恢复预防性抗凝治疗。一般不需导尿或留置导尿管，减少术后尿路感染的机会。术后继续控制慢性支气管炎，尽早恢复功能活动，避免长期卧床加重肺部并发症发生的风险。

（张俊峰 江 伟）

参考文献

[1] Moja L, Piatti A, Pecoraro V, et al. Timing matters in hip fracture surgery: patients operated within 48 hours have better outcomes. A meta-analysis and meta-regression of over 190,000 patients[J]. PLoS One, 2012, 7(10): e46175-46188.

[2] Colais P, Di Martino M, Fusco D, et al. The effect of early surgery after hip fracture on 1-year mortality[J]. BMC Geriatr, 2015, 15(6):141-149.

[3] Aasvang E K, Luna I E, Kehlet H. Challenges in post discharge function and recovery: the case of fast-track hip and knee arthroplasty[J]. Br J Anaesth, 2015, 115(6):861-866.

[4] Husted H, Kristian Otte S, Kristensen B B, et al. Fast-track revision knee arthroplasy[J]. Acta Orthop, 2011, 82(4):438-440.

[5] Winther S B, Foss O A, Wik T S, et al. 1-year follow-up of 920 hip and knee arthroplasty patients after implementing fast track[J]. Acta Orthop, 2015, 86(1):78-85.

[6] Carli F Kehlet H, Baldini G, et al. Evidence basis for regional anesthesia in multidisciplinary fast-track surgical care pathways[J]. Reg Anesth Pain Med, 2011, 36(1):63-72.

[7] Asao Y, Higuchi T, Tsubaki N, et al. Combined paravertebral lumbar plexus and parasacral sciatic nerve block for reduction of hip fracture in four patients with severe heart failure [J]. Masui, 2005, 54(6):648-652.

[8] Gamli M, Sacan O, Baskan S, et al. Combined lumbar plexus and sciatic nerve block for hip fracture surgery in a patient with severe aortic stenosis[J]. J Anesth, 2011, 25(5):784-785.

[9] Ho A M, Karmakar M K. Combined

14

paravertebral lumbar plexus and parasacral sciatic nerve block for reduction of hip fracture in a patient with severe aortic stenosis[J]. Can J Anaesth, 2002, 49(9):946-950.

[10] Arozullah A M, Daley J, Henderson W G, et al. Multifactorial risk index for predicting postoperative respiratory failure in men after major noncardiac surgery[J]. Ann Surg, 2000, 232(2): 242-253.

[11] Ng J L, Chan M T, Gelb A W, et al. Perioperative stroke in noncardiac, nonneurosurgical surgery[J]. Anesthesiology, 2011, 115 (4): 879-890.

第二部分

超声解剖

颈浅丛 15

局部解剖（图15-1）

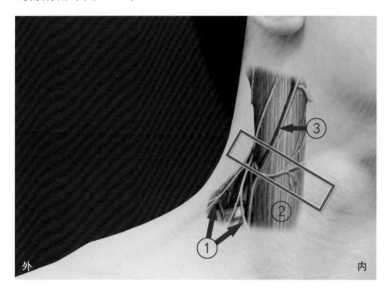

1. 颈浅丛

2. 胸锁乳突肌

3. 颈外静脉

☐ 超声探头

外　　　　　　内

体表定位（图15-2）

短轴平面内技术

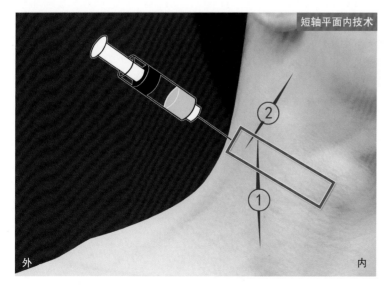

1. 胸锁乳突肌后缘

2. 颈外静脉

☐ 超声探头

外　　　　　　内

15

超声影像（图15-3）

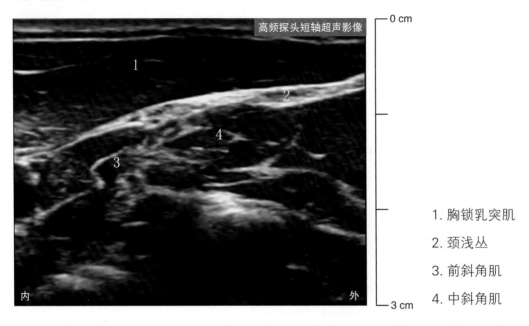

高频探头短轴超声影像

1. 胸锁乳突肌

2. 颈浅丛

3. 前斜角肌

4. 中斜角肌

超声影像图解（图15-4）

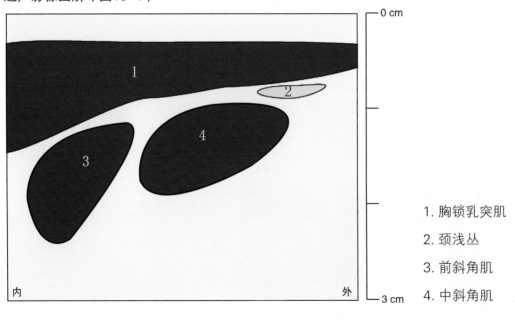

1. 胸锁乳突肌

2. 颈浅丛

3. 前斜角肌

4. 中斜角肌

（赵达强　张　宇　王晓峰）

肩胛上神经

局部解剖（图16-1）

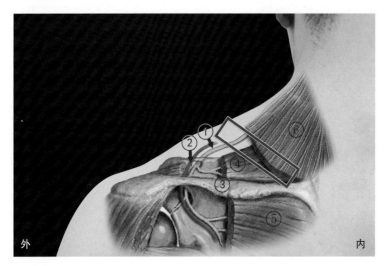

1. 肩胛上神经
2. 肩胛上动脉
3. 肩胛冈
4. 冈上肌
5. 冈下肌
6. 斜方肌

☐ 超声探头

体表定位（图16-2）

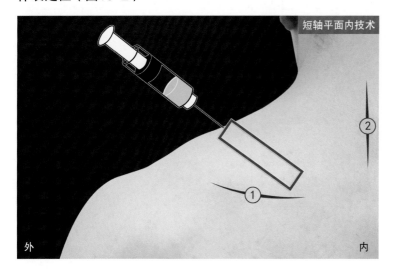

短轴平面内技术

1. 肩胛冈
2. 脊柱中线

☐ 超声探头

超声影像（图16-3）

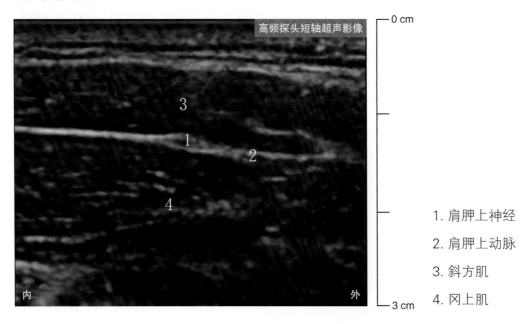

高频探头短轴超声影像

内　　外

1. 肩胛上神经
2. 肩胛上动脉
3. 斜方肌
4. 冈上肌

超声影像图解（图16-4）

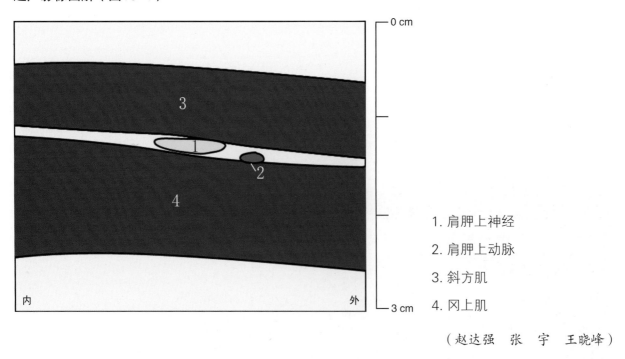

内　　外

1. 肩胛上神经
2. 肩胛上动脉
3. 斜方肌
4. 冈上肌

（赵达强　张　宇　王晓峰）

肌间沟臂丛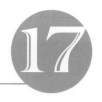

局部解剖（图17-1）

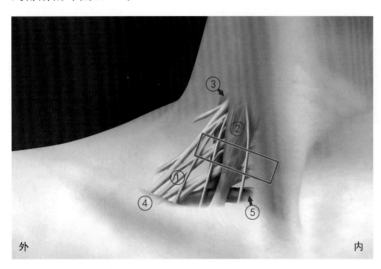

外　　　　　　　　　　　　　　　　　　内

1. 臂丛
2. 前斜角肌
3. 中斜角肌
4. 锁骨
5. 锁骨下动脉

☐ 超声探头

体表定位（图17-2）

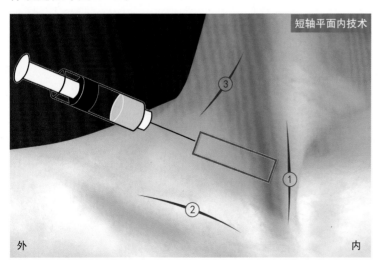

短轴平面内技术

外　　　　　　　　　　　　　　　　　　内

1. 胸锁乳突肌
2. 锁骨
3. 颈外静脉

☐ 超声探头

147

超声影像（图17-3）

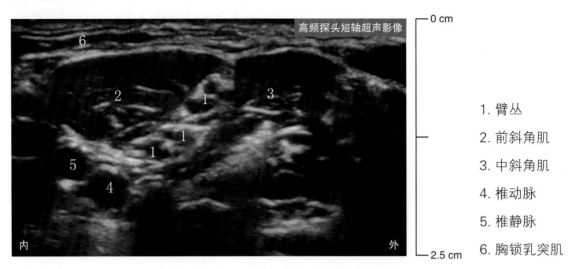

高频探头短轴超声影像

内　　外

0 cm

2.5 cm

1. 臂丛
2. 前斜角肌
3. 中斜角肌
4. 椎动脉
5. 椎静脉
6. 胸锁乳突肌

超声影像图解（图17-4）

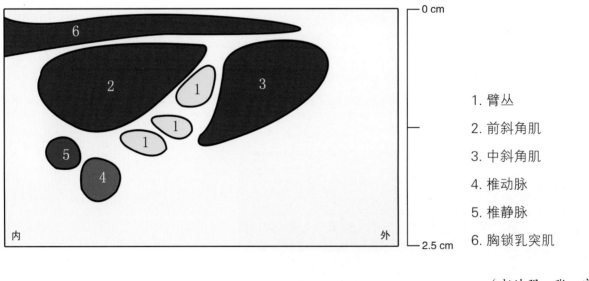

内　　外

0 cm

2.5 cm

1. 臂丛
2. 前斜角肌
3. 中斜角肌
4. 椎动脉
5. 椎静脉
6. 胸锁乳突肌

（赵达强　张　宇）

锁骨上臂丛

局部解剖（图18-1）

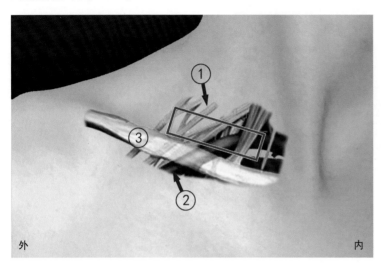

外　　　　　　　　　　　　　　　内

1. 臂丛
2. 腋动脉
3. 锁骨
☐ 超声探头

18

体表定位（图18-2）

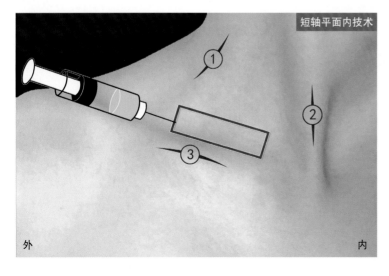

短轴平面内技术

外　　　　　　　　　　　　　　　内

1. 颈外静脉
2. 胸锁乳突肌
3. 锁骨
☐ 超声探头

超声影像（图18-3）

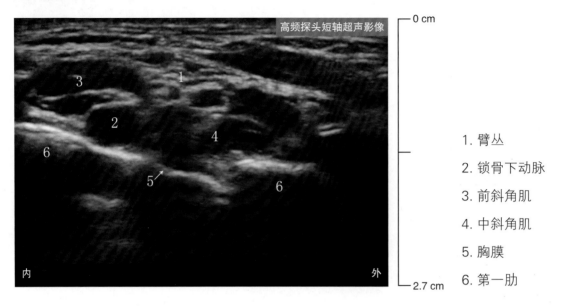

高频探头短轴超声影像

0 cm

2.7 cm

内　　　　外

1. 臂丛
2. 锁骨下动脉
3. 前斜角肌
4. 中斜角肌
5. 胸膜
6. 第一肋

超声影像图解（图18-4）

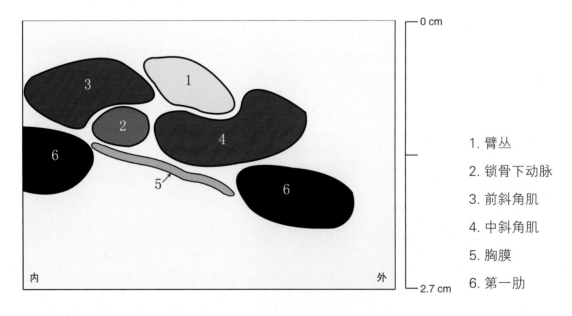

0 cm

2.7 cm

内　　　　外

1. 臂丛
2. 锁骨下动脉
3. 前斜角肌
4. 中斜角肌
5. 胸膜
6. 第一肋

（赵达强　张　宇）

锁骨下臂丛

局部解剖（图19-1）

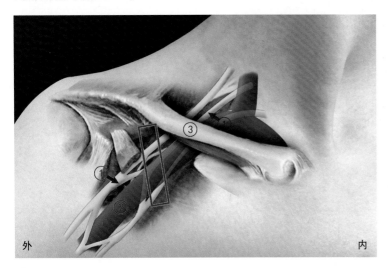

外　　　　　　　　　　　　　内

1. 臂丛

2. 腋动脉

3. 锁骨

　　　超声探头

体表定位（图19-2）

短轴平面内技术

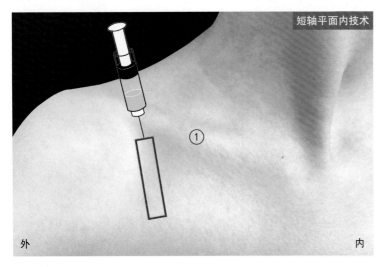

外　　　　　　　　　　　　　内

1. 锁骨

　　　超声探头

19

超声影像（图19-3）

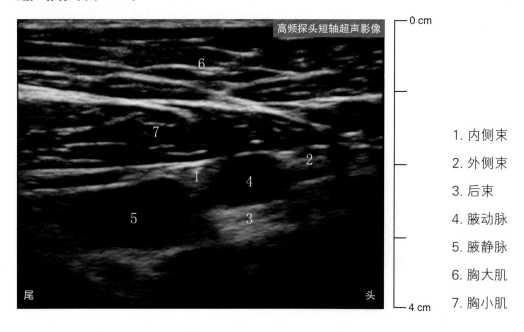

高频探头短轴超声影像

尾　　　　头

1. 内侧束
2. 外侧束
3. 后束
4. 腋动脉
5. 腋静脉
6. 胸大肌
7. 胸小肌

超声影像图解（图19-4）

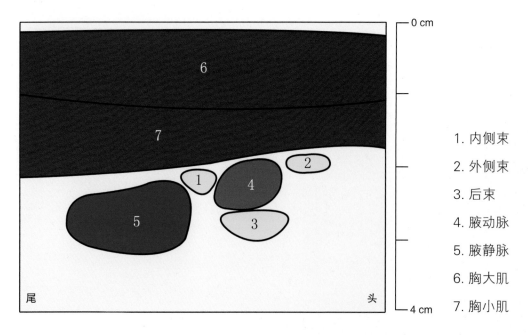

尾　　　　头

1. 内侧束
2. 外侧束
3. 后束
4. 腋动脉
5. 腋静脉
6. 胸大肌
7. 胸小肌

（赵达强　张　宇）

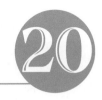
局部解剖（图20-1）

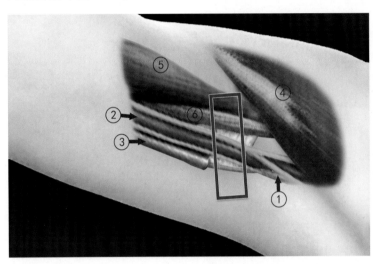

1. 臂丛

2. 腋动脉

3. 腋静脉

4. 胸大肌

5. 肱二头肌

6. 喙肱肌

☐ 超声探头

体表定位（图20-2）

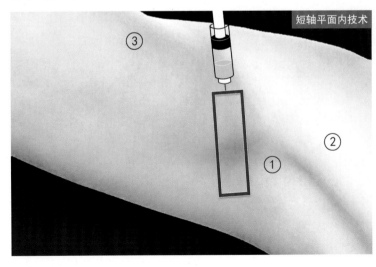

短轴平面内技术

1. 腋窝

2. 胸大肌

3. 肱二头肌

☐ 超声探头

超声影像（图20-3）

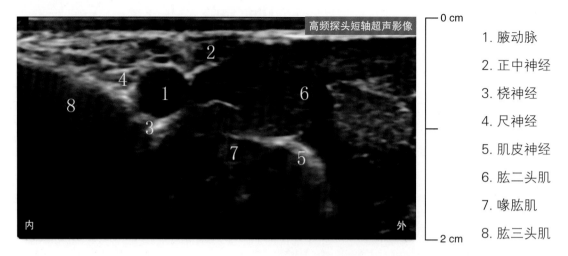

高频探头短轴超声影像	0 cm
	1. 腋动脉
	2. 正中神经
	3. 桡神经
	4. 尺神经
	5. 肌皮神经
	6. 肱二头肌
	7. 喙肱肌
	8. 肱三头肌

超声影像图解（图20-4）

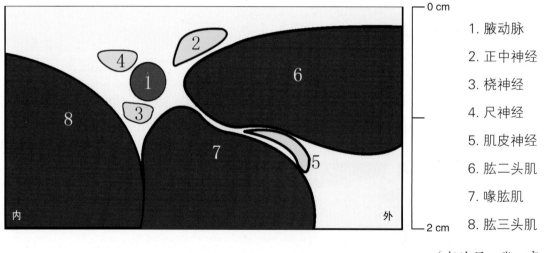

1. 腋动脉
2. 正中神经
3. 桡神经
4. 尺神经
5. 肌皮神经
6. 肱二头肌
7. 喙肱肌
8. 肱三头肌

（赵达强　张　宇　江　伟）

肘平面正中神经

局部解剖（图21-1）

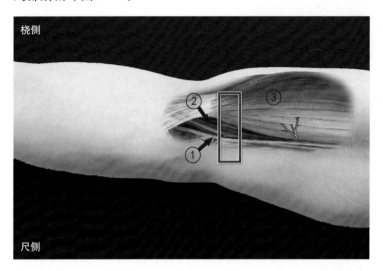

桡侧

尺侧

1. 正中神经

2. 肱动脉

3. 肱二头肌

☐ 超声探头

体表定位（图21-2）

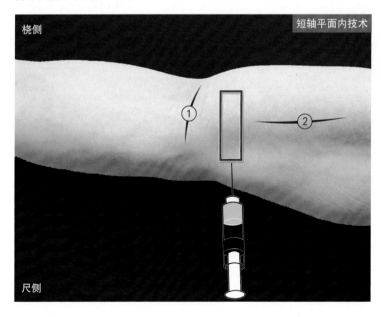

桡侧

短轴平面内技术

尺侧

1. 肘横纹

2. 肱二头肌

☐ 超声探头

超声影像（图21-3）

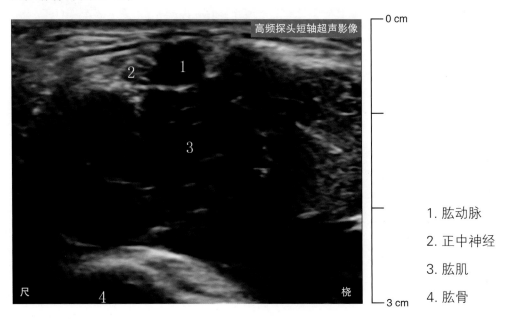

高频探头短轴超声影像

1. 肱动脉

2. 正中神经

3. 肱肌

4. 肱骨

超声影像图解（图21-4）

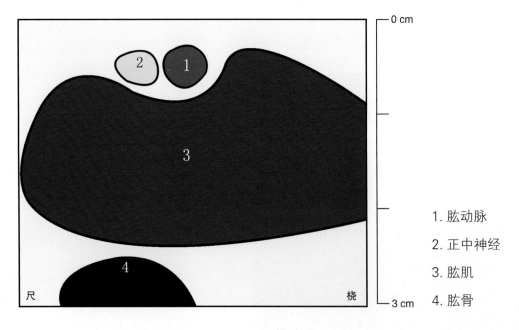

1. 肱动脉

2. 正中神经

3. 肱肌

4. 肱骨

（赵达强　张　宇　王晓峰）

肘平面桡神经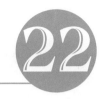

局部解剖（图22-1）

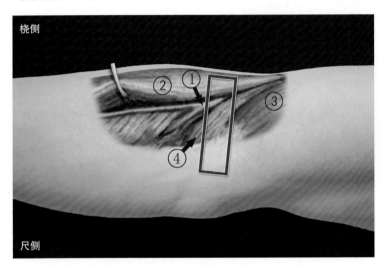

1. 桡神经
2. 肱桡肌
3. 肱二头肌
4. 肱肌
   [ ] 超声探头

体表定位（图22-2）

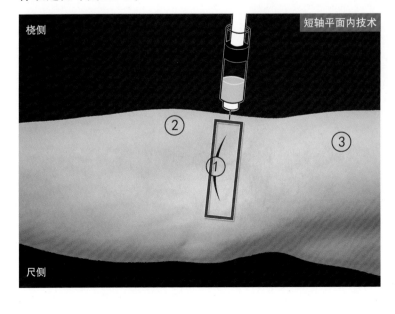

1. 肘横纹
2. 肱桡肌
3. 肱二头肌
   [ ] 超声探头

超声影像（图22-3）

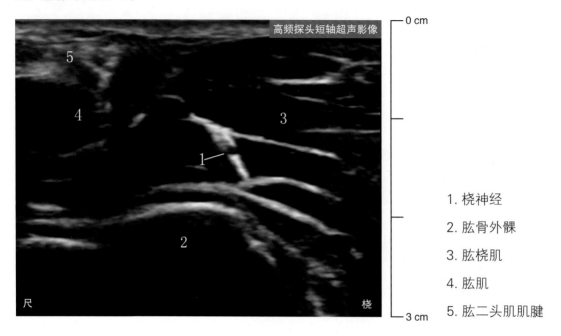

1. 桡神经
2. 肱骨外髁
3. 肱桡肌
4. 肱肌
5. 肱二头肌肌腱

超声影像图解（图22-4）

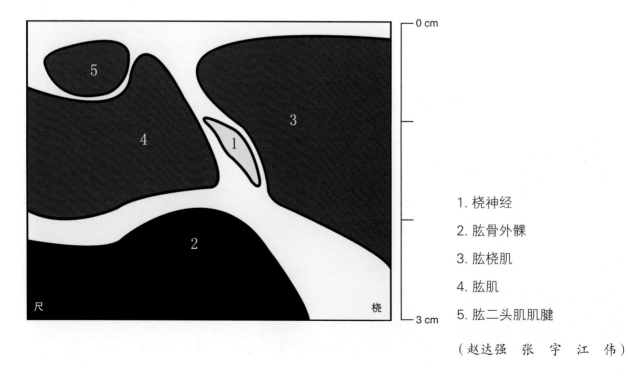

1. 桡神经
2. 肱骨外髁
3. 肱桡肌
4. 肱肌
5. 肱二头肌肌腱

（赵达强　张　宇　江　伟）

肘平面尺神经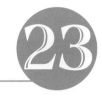

局部解剖（图23-1）

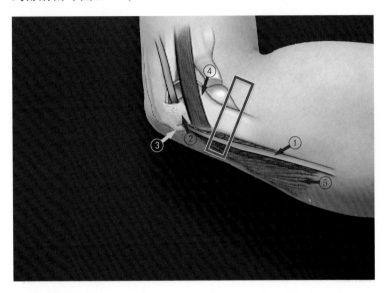

1. 尺神经
2. 尺神经沟
3. 尺骨鹰嘴
4. 肱骨内髁
5. 肱三头肌

⬜ 超声探头

体表定位（图23-2）

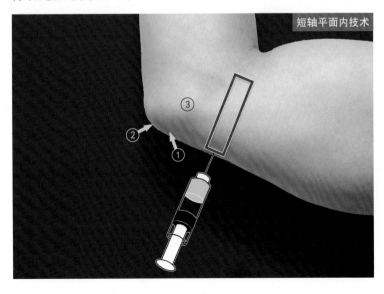

短轴平面内技术

1. 尺神经沟
2. 尺骨鹰嘴
3. 肱骨内髁

⬜ 超声探头

超声影像（图23-3）

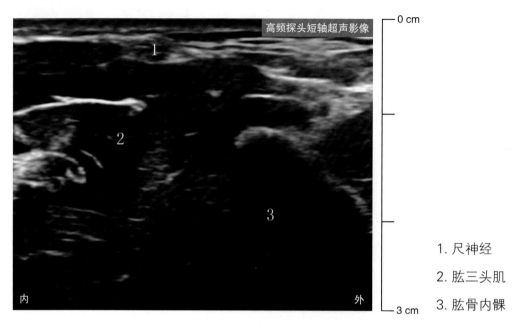

高频探头短轴超声影像

内 　外

1. 尺神经
2. 肱三头肌
3. 肱骨内髁

超声影像图解（图23-4）

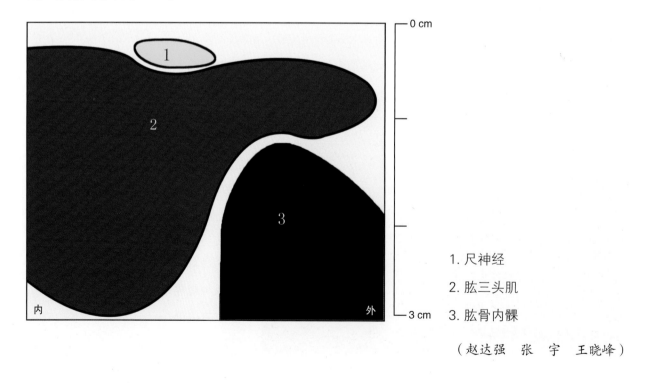

内 　外

1. 尺神经
2. 肱三头肌
3. 肱骨内髁

（赵达强　张　宇　王晓峰）

腕平面正中神经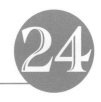

局部解剖（图24-1）

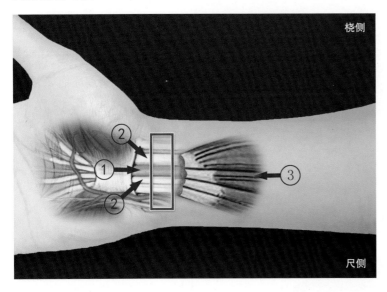

1. 正中神经

2. 指深屈肌

3. 指浅屈肌

☐ 超声探头

体表定位（图24-2）

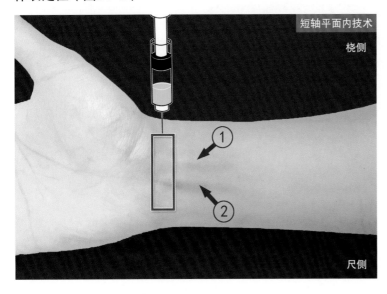

1. 桡侧腕屈肌腱

2. 掌长肌腱

☐ 超声探头

超声影像（图24-3）

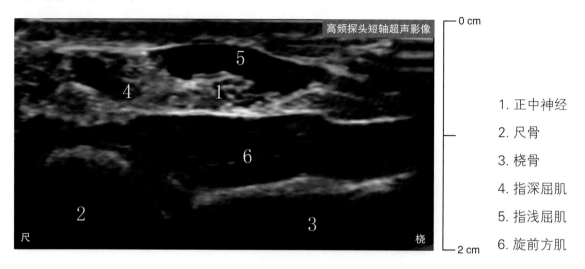

高频探头短轴超声影像

1. 正中神经
2. 尺骨
3. 桡骨
4. 指深屈肌
5. 指浅屈肌
6. 旋前方肌

超声影像图解（图24-4）

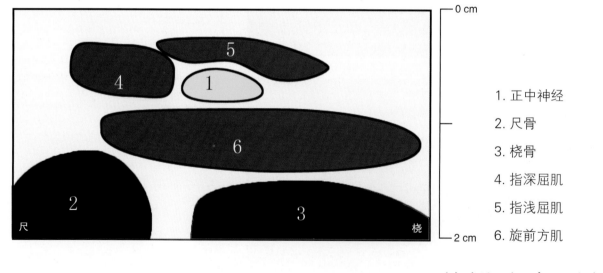

1. 正中神经
2. 尺骨
3. 桡骨
4. 指深屈肌
5. 指浅屈肌
6. 旋前方肌

（赵达强　张　宇　王晓峰）

腕平面尺神经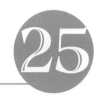

局部解剖（图25-1）

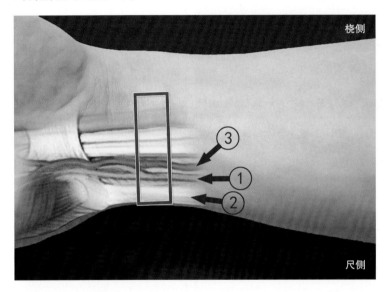

1. 尺神经
2. 尺侧腕屈肌腱
3. 尺动脉

☐ 超声探头

体表定位（图25-2）

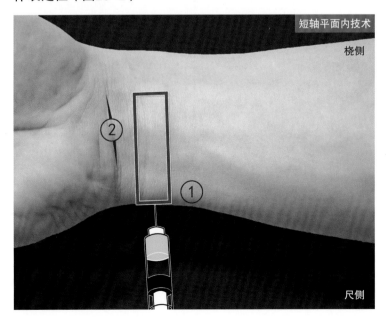

1. 尺侧腕屈肌腱
2. 腕横纹

☐ 超声探头

超声影像（图25-3）

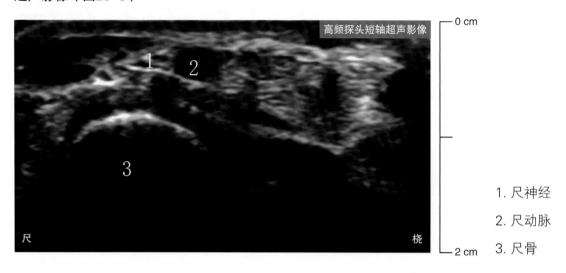

高频探头短轴超声影像

尺　　　桡

0 cm

2 cm

1. 尺神经

2. 尺动脉

3. 尺骨

超声影像图解（图25-4）

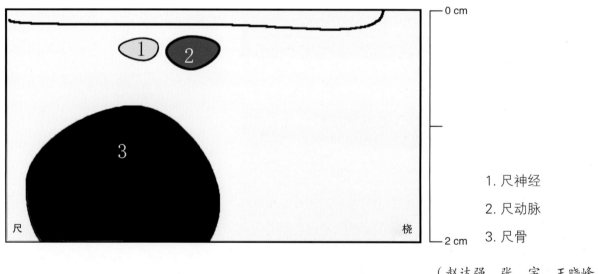

尺　　　桡

0 cm

2 cm

1. 尺神经

2. 尺动脉

3. 尺骨

（赵达强　张　宇　王晓峰）

股神经

局部解剖（图26-1）

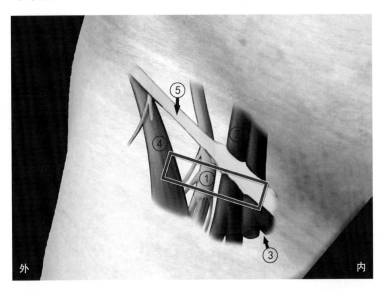

1. 股神经
2. 股动脉
3. 股静脉
4. 缝匠肌
5. 腹股沟韧带

☐ 超声探头

体表定位（图26-2）

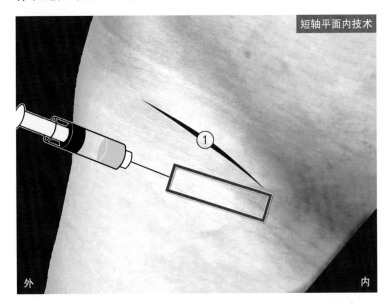

短轴平面内技术

1. 腹股沟韧带

☐ 超声探头

超声影像（图26-3）

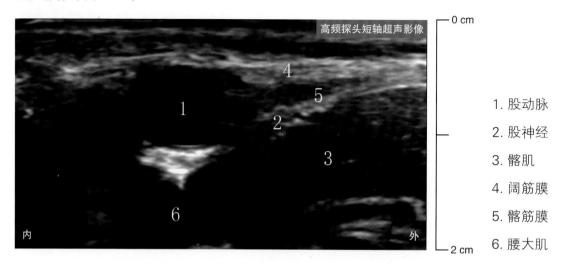

高频探头短轴超声影像

内　　　　　　　　　　　　　　　　外

1. 股动脉
2. 股神经
3. 髂肌
4. 阔筋膜
5. 髂筋膜
6. 腰大肌

超声影像图解（图26-4）

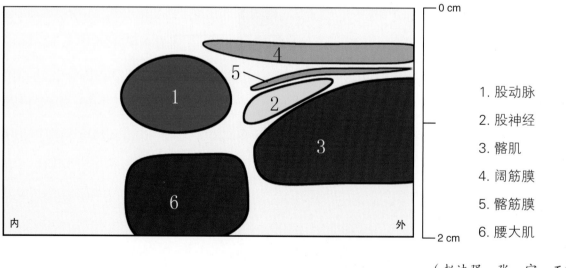

内　　　　　　　　　　　　　　　　外

1. 股动脉
2. 股神经
3. 髂肌
4. 阔筋膜
5. 髂筋膜
6. 腰大肌

（赵达强　张　宇　王晓峰）

收肌管（隐神经）

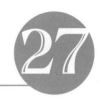

局部解剖（图27-1）

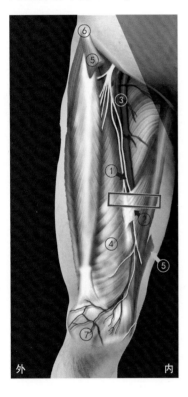

1. 隐神经

2. 收肌管

3. 股动、静脉

4. 股内侧肌

5. 缝匠肌

6. 髂前上棘

7. 髌骨

☐ 超声探头

体表定位（图27-2）

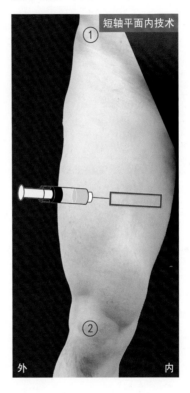

短轴平面内技术

1. 髂前上棘

2. 髌骨

☐ 超声探头

27

超声影像（图27-3）

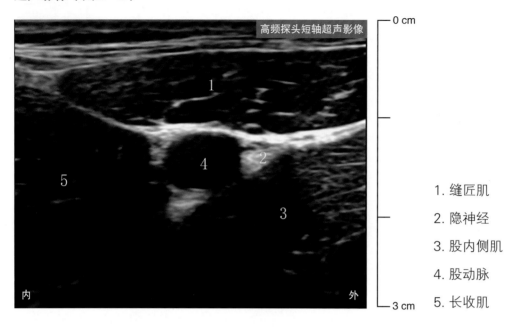

高频探头短轴超声影像

1. 缝匠肌
2. 隐神经
3. 股内侧肌
4. 股动脉
5. 长收肌

超声影像图解（图27-4）

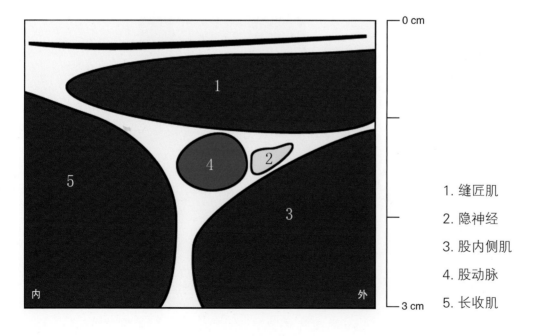

1. 缝匠肌
2. 隐神经
3. 股内侧肌
4. 股动脉
5. 长收肌

（赵达强　张　宇　王晓峰）

闭孔神经-内收肌平面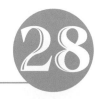

局部解剖（图28-1）

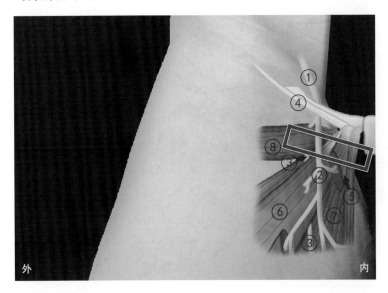

1. 闭孔神经
2. 闭孔神经前支
3. 闭孔神经后支
4. 腹股沟韧带
5. 长收肌
6. 短收肌
7. 大收肌
8. 耻骨肌

▭ 超声探头

体表定位（图28-2）

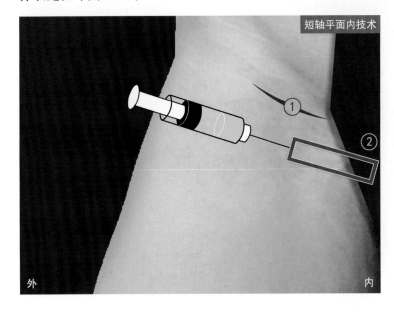

短轴平面内技术

1. 腹股沟韧带
2. 耻骨联合

▭ 超声探头

超声影像（图28-3）

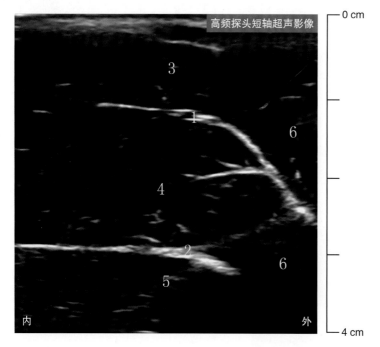

1. 闭孔神经前支
2. 闭孔神经后支
3. 长收肌
4. 短收肌
5. 大收肌
6. 耻骨肌

超声影像图解（图28-4）

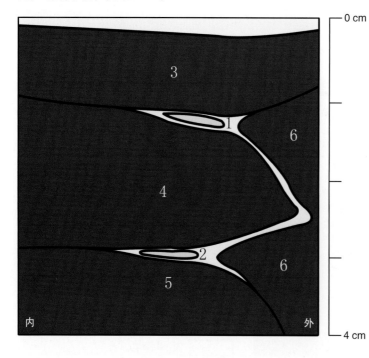

1. 闭孔神经前支
2. 闭孔神经后支
3. 长收肌
4. 短收肌
5. 大收肌
6. 耻骨肌

（赵达强　张　宇　王晓峰）

闭孔神经-近端肌筋膜间隙平面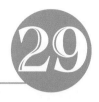

局部解剖（图29-1）

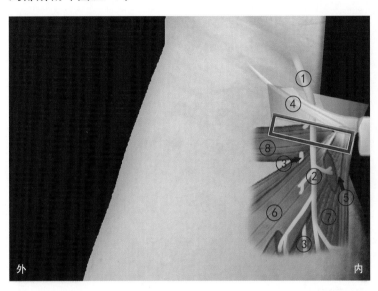

1. 闭孔神经
2. 闭孔神经前支
3. 闭孔神经后支
4. 腹股沟韧带
5. 长收肌
6. 短收肌
7. 大收肌
8. 耻骨肌
☐ 超声探头

体表定位（图29-2）

短轴平面内技术

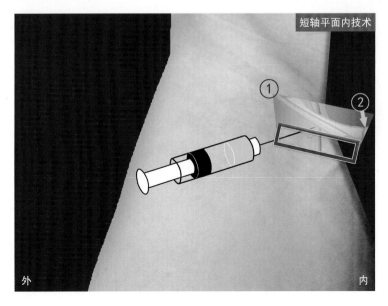

1. 腹股沟韧带
2. 耻骨联合
☐ 超声探头

超声影像（图29-3）

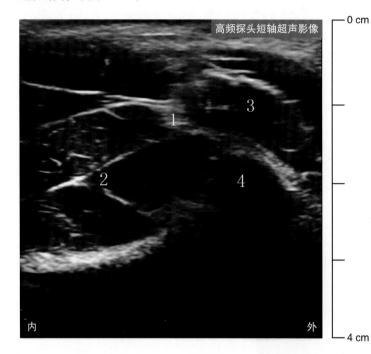

高频探头短轴超声影像

内　　　外

0 cm

4 cm

1. 闭孔神经总支
2. 闭孔外肌
3. 耻骨肌
4. 耻骨上支

超声影像图解（图29-4）

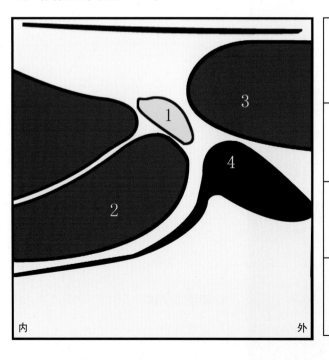

内　　　外

0 cm

4 cm

1. 闭孔神经总支
2. 闭孔外肌
3. 耻骨肌
4. 耻骨上支

（赵达强　张　宇　王晓峰）

股外侧皮神经–
近端缝匠肌平面

30

局部解剖（图30-1）

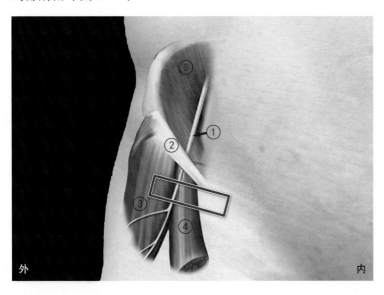

外　　　　　　　　　　　　　　　　　　内

1. 股外侧皮神经

2. 腹股沟韧带

3. 阔筋膜张肌

4. 缝匠肌

5. 髂肌

▭ 超声探头

体表定位（图30-2）

短轴平面内技术

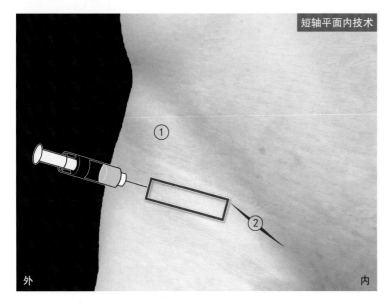

外　　　　　　　　　　　　　　　　　　内

1. 髂前上棘

2. 腹股沟韧带

▭ 超声探头

超声影像（图30-3）

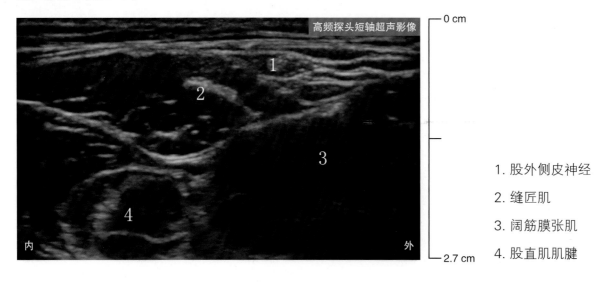

高频探头短轴超声影像

1. 股外侧皮神经
2. 缝匠肌
3. 阔筋膜张肌
4. 股直肌肌腱

超声影像图解（图30-4）

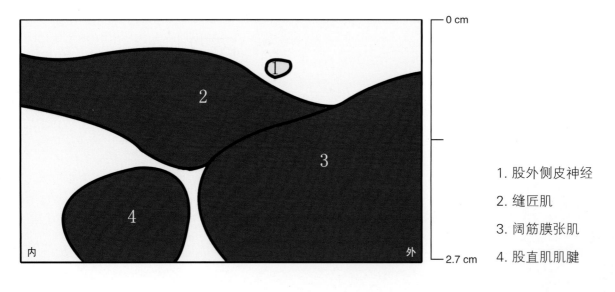

1. 股外侧皮神经
2. 缝匠肌
3. 阔筋膜张肌
4. 股直肌肌腱

（赵达强　张　宇　江　伟）

股外侧皮神经–
髂前上棘平面

31

局部解剖（图31-1）

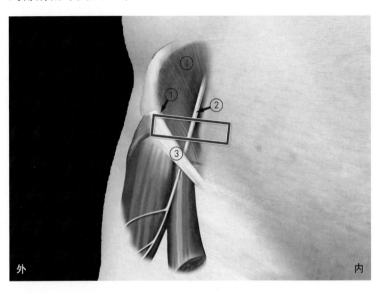

1. 髂前上棘

2. 股外侧皮神经

3. 腹股沟韧带

4. 髂肌

☐ 超声探头

体表定位（图31-2）

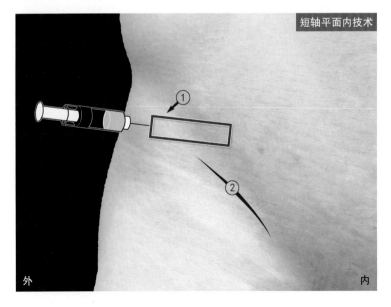

1. 髂前上棘

2. 腹股沟韧带

☐ 超声探头

超声影像（图31-3）

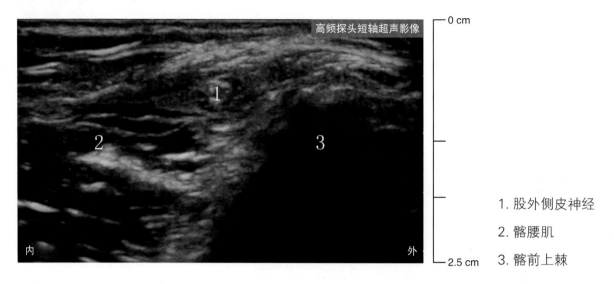

高频探头短轴超声影像

1. 股外侧皮神经
2. 髂腰肌
3. 髂前上棘

超声影像图解（图31-4）

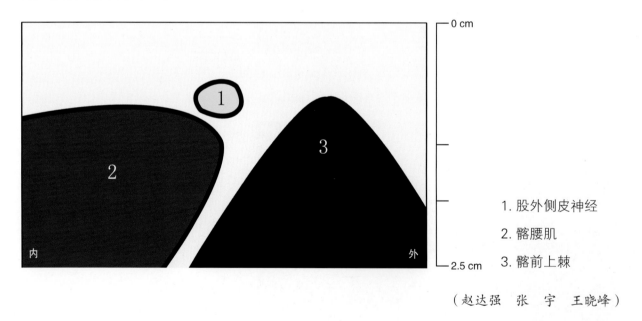

1. 股外侧皮神经
2. 髂腰肌
3. 髂前上棘

（赵达强　张　宇　王晓峰）

局部解剖（图32-1）

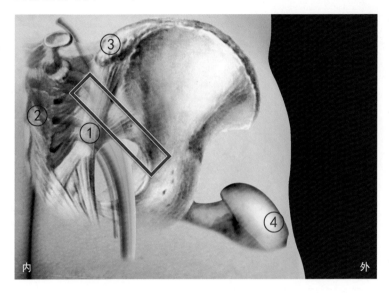

1. 骶丛

2. 骶骨

3. 髂后上棘

4. 股骨大转子

▭ 超声探头

体表定位（图32-2）

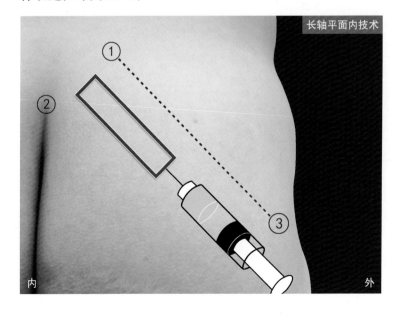

长轴平面内技术

1. 髂后上棘

2. 骶骨

3. 股骨大转子

▭ 超声探头

超声影像（图32-3）

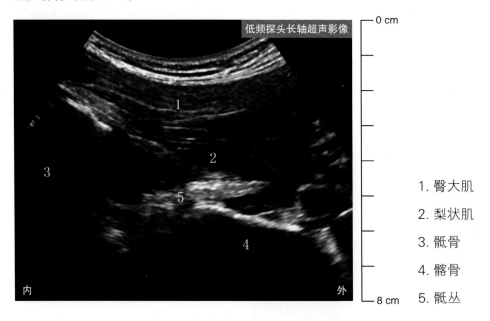

低频探头长轴超声影像

内 外

1. 臀大肌
2. 梨状肌
3. 骶骨
4. 髂骨
5. 骶丛

超声影像图解（图32-4）

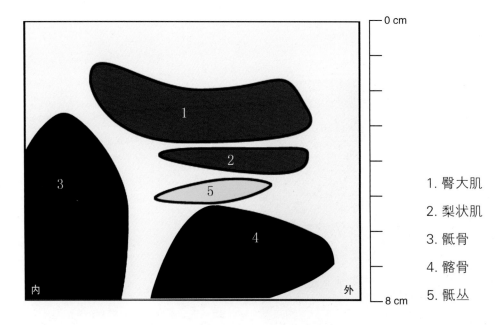

内 外

1. 臀大肌
2. 梨状肌
3. 骶骨
4. 髂骨
5. 骶丛

（赵达强　张　宇　王晓峰）

Labat点坐骨神经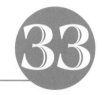

局部解剖（图33-1）

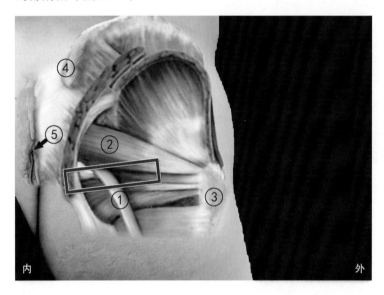

1. 坐骨神经

2. 梨状肌

3. 股骨大转子

4. 髂后上棘

5. 骶裂孔

　　　　超声探头

体表定位（图33-2）

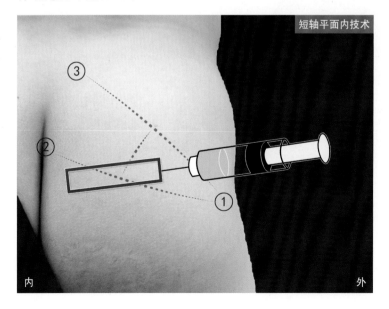

短轴平面内技术

1. 股骨大转子

2. 骶裂孔

3. 髂后上棘

　　　　超声探头

超声影像（图33-3）

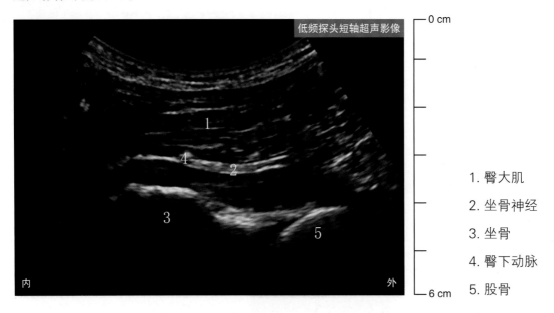

低频探头短轴超声影像

0 cm

6 cm

内　　　　　　外

1. 臀大肌
2. 坐骨神经
3. 坐骨
4. 臀下动脉
5. 股骨

超声影像图解（图33-4）

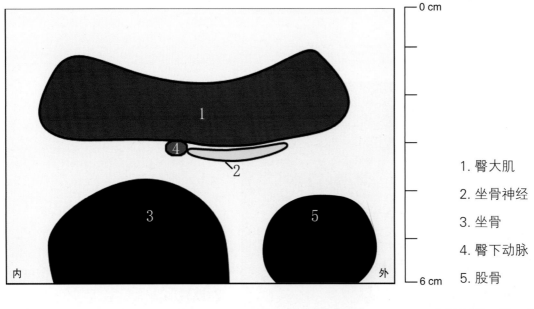

0 cm

6 cm

内　　　　　　外

1. 臀大肌
2. 坐骨神经
3. 坐骨
4. 臀下动脉
5. 股骨

（赵达强　张　宇　王晓峰）

大转子平面坐骨神经 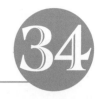 34

局部解剖（图34-1）

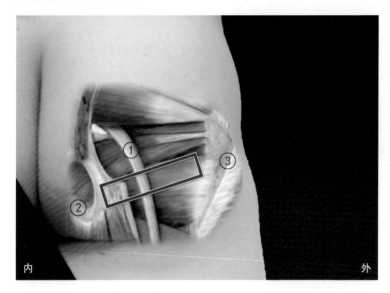

内　　　　　　　　　　　　　　外

1. 坐骨神经

2. 坐骨结节

3. 股骨大转子

〔　　〕超声探头

体表定位（图34-2）

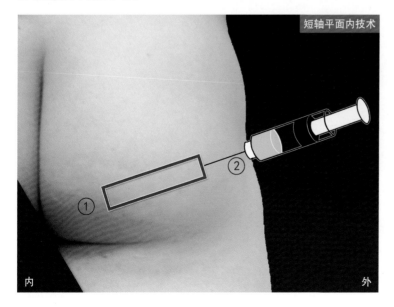

短轴平面内技术

内　　　　　　　　　　　　　　外

1. 坐骨结节

2. 股骨大转子

〔　　〕超声探头

超声影像（图34-3）

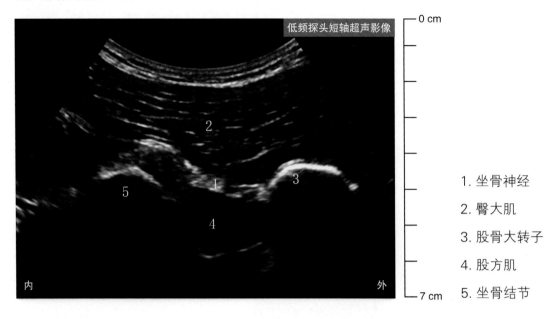

1. 坐骨神经
2. 臀大肌
3. 股骨大转子
4. 股方肌
5. 坐骨结节

超声影像图解（图34-4）

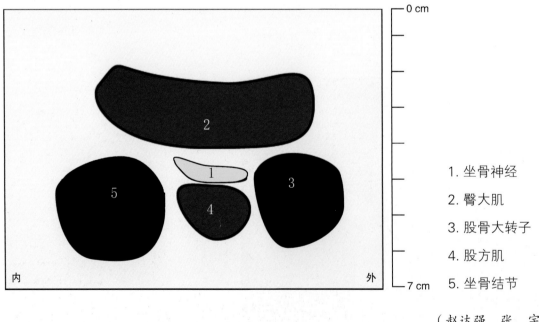

1. 坐骨神经
2. 臀大肌
3. 股骨大转子
4. 股方肌
5. 坐骨结节

（赵达强　张　宇　王晓峰）

臀下坐骨神经 35

局部解剖（图35-1）

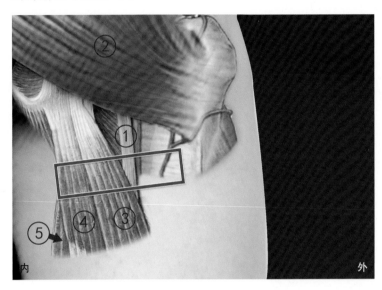

1. 坐骨神经
2. 臀大肌
3. 股二头肌长头
4. 半腱肌
5. 半膜肌

☐ 超声探头

体表定位（图35-2）

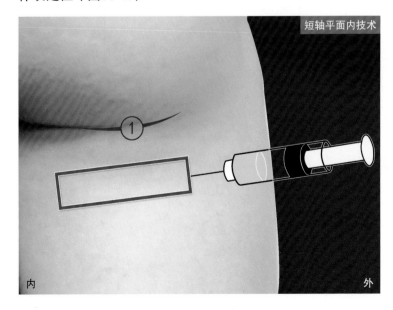

短轴平面内技术

内　　　　外

1. 臀横纹

☐ 超声探头

35

超声影像（图35-3）

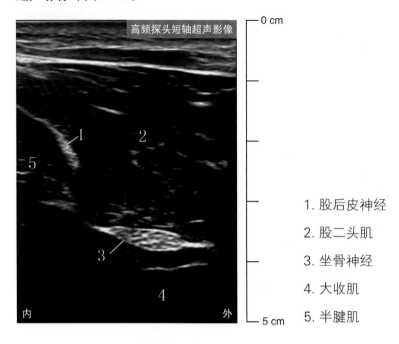

高频探头短轴超声影像

1. 股后皮神经
2. 股二头肌
3. 坐骨神经
4. 大收肌
5. 半腱肌

超声影像图解（图35-4）

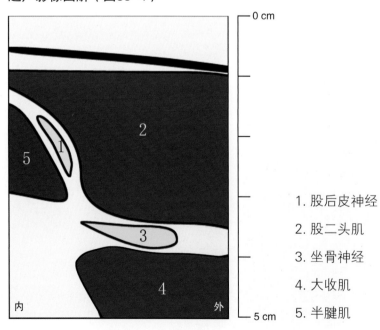

1. 股后皮神经
2. 股二头肌
3. 坐骨神经
4. 大收肌
5. 半腱肌

（赵达强　张　宇　王晓峰）

腘窝上坐骨神经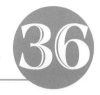

局部解剖（图36-1）

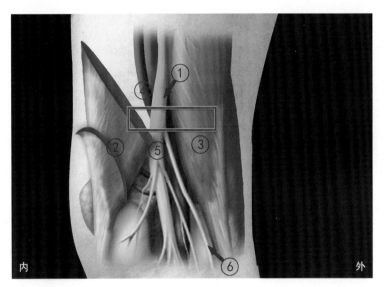

1. 坐骨神经

2. 半膜肌、半腱肌

3. 股二头肌（长头）

4. 腘动、静脉

5. 胫神经

6. 腓总神经

▭ 超声探头

体表定位（图36-2）

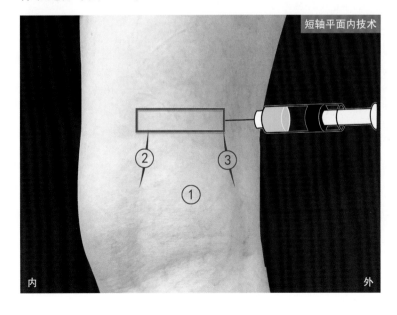

短轴平面内技术

1. 腘窝

2. 半腱肌腱

3. 股二头肌（长头）腱

▭ 超声探头

超声影像（图36-3）

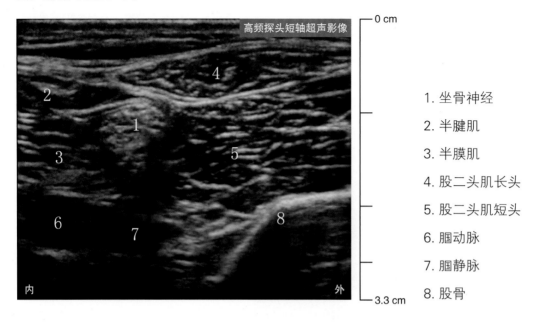

高频探头短轴超声影像

内　　　　　　　　　　　　　　　外

1. 坐骨神经
2. 半腱肌
3. 半膜肌
4. 股二头肌长头
5. 股二头肌短头
6. 腘动脉
7. 腘静脉
8. 股骨

超声影像图解（图36-4）

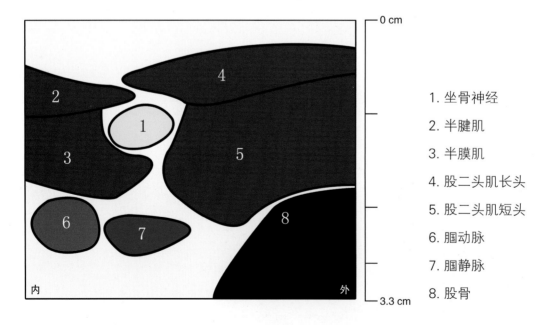

内　　　　　　　　　　　　　　　外

1. 坐骨神经
2. 半腱肌
3. 半膜肌
4. 股二头肌长头
5. 股二头肌短头
6. 腘动脉
7. 腘静脉
8. 股骨

（赵达强　张　宇）

前路坐骨神经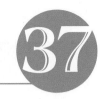

局部解剖（图37-1）

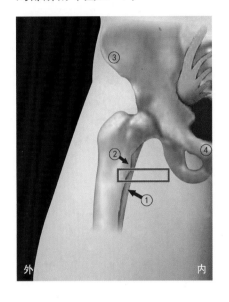

1. 坐骨神经

2. 股骨小转子

3. 髂前上棘

4. 耻骨联合

▭ 超声探头

体表定位（图37-2）

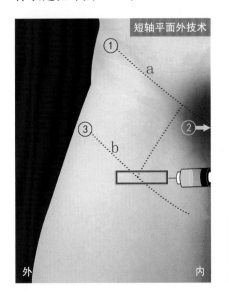

1. 髂前上棘

2. 耻骨联合

3. 股骨大转子

▭ 超声探头

　　绘出髂前上棘和耻骨联合之间的连线（连线a），经股骨大转子作出此线的平行线（连线b），由连线a的内三分之一处向连线b发出垂线，与连线b的交点即为超声探头放置部位。

37

超声影像（图37-3）

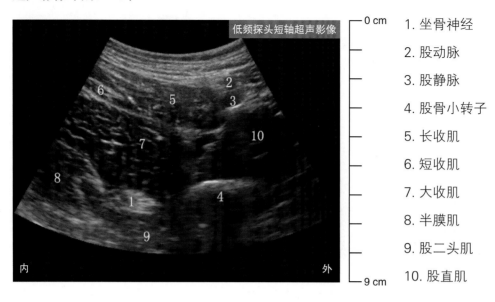

低频探头短轴超声影像

内　外

0 cm	1. 坐骨神经
	2. 股动脉
	3. 股静脉
	4. 股骨小转子
	5. 长收肌
	6. 短收肌
	7. 大收肌
	8. 半膜肌
	9. 股二头肌
9 cm	10. 股直肌

超声影像图解（图37-4）

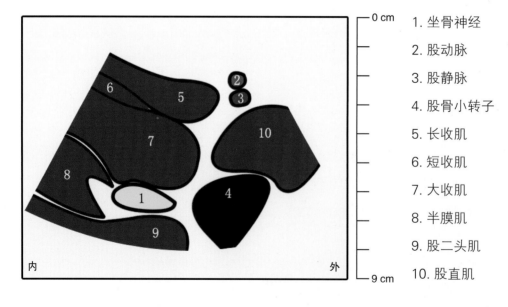

内　外

0 cm	1. 坐骨神经
	2. 股动脉
	3. 股静脉
	4. 股骨小转子
	5. 长收肌
	6. 短收肌
	7. 大收肌
	8. 半膜肌
	9. 股二头肌
9 cm	10. 股直肌

（赵达强　张　宇）

胸椎旁间隙-短轴

局部解剖（图38-1）

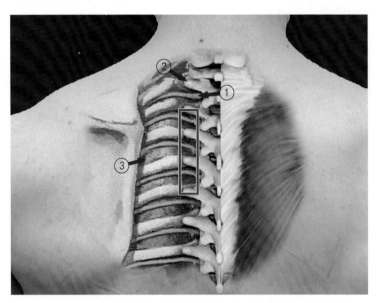

1. 胸椎旁神经根

2. 胸椎横突

3. 胸膜（肺）

☐ 超声探头

体表定位（图38-2）

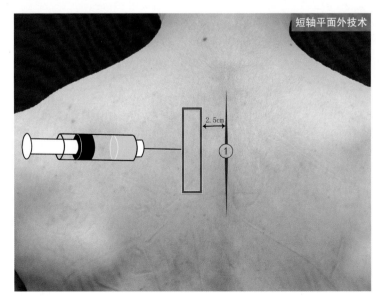

短轴平面外技术

2.5cm

1. 脊柱中线

☐ 超声探头

38

超声影像（图38-3）

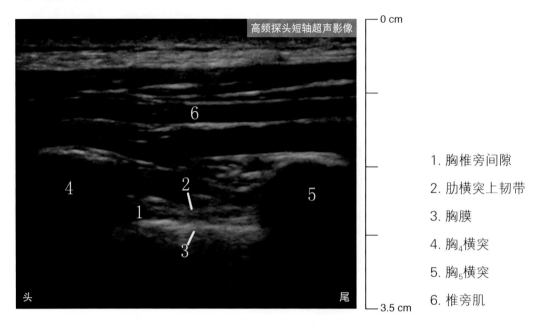

高频探头短轴超声影像

头　　　　　　　　　　　　　　　　　　　尾

1. 胸椎旁间隙
2. 肋横突上韧带
3. 胸膜
4. 胸$_4$横突
5. 胸$_5$横突
6. 椎旁肌

超声影像图解（图38-4）

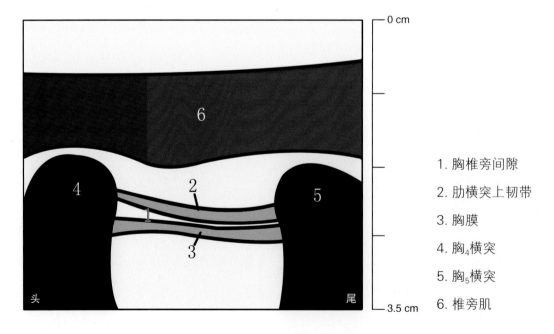

头　　　　　　　　　　　　　　　　　　　尾

1. 胸椎旁间隙
2. 肋横突上韧带
3. 胸膜
4. 胸$_4$横突
5. 胸$_5$横突
6. 椎旁肌

（赵达强　张　宇）

胸椎旁间隙-长轴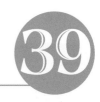

局部解剖（图39-1）

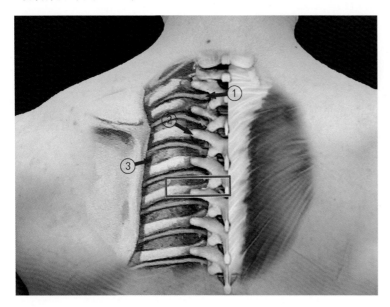

1. 胸椎旁神经根
2. 胸椎横突
3. 胸膜（肺）

[超声探头]

体表定位（图39-2）

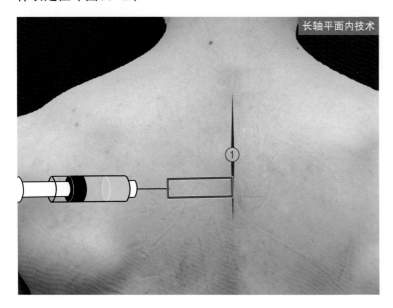

长轴平面内技术

1. 脊柱中线

[超声探头]

超声影像（图39-3）

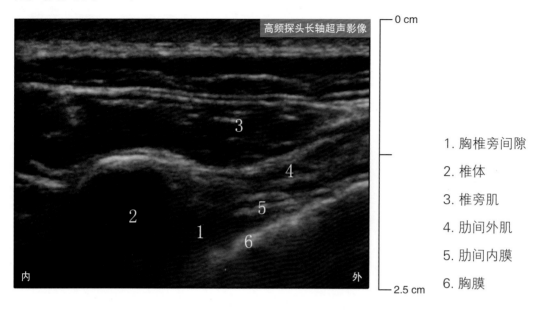

1. 胸椎旁间隙
2. 椎体
3. 椎旁肌
4. 肋间外肌
5. 肋间内膜
6. 胸膜

超声影像图解（图39-4）

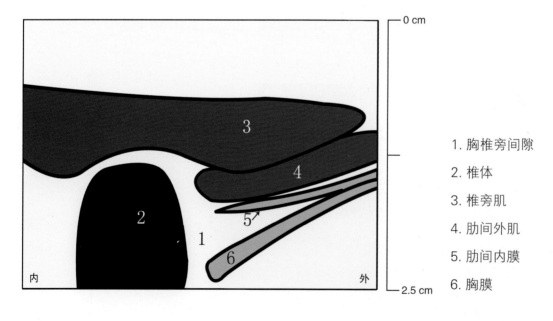

1. 胸椎旁间隙
2. 椎体
3. 椎旁肌
4. 肋间外肌
5. 肋间内膜
6. 胸膜

（赵达强　张　宇　江　伟）

腰大肌间隙-长轴

局部解剖（图40-1）

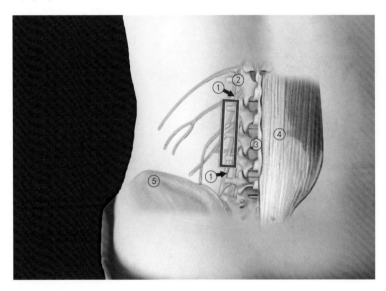

1. 腰丛
2. 腰椎横突
3. 腰椎棘突
4. 椎旁肌
5. 髂嵴

☐ 超声探头

体表定位（图40-2）

长轴平面外技术

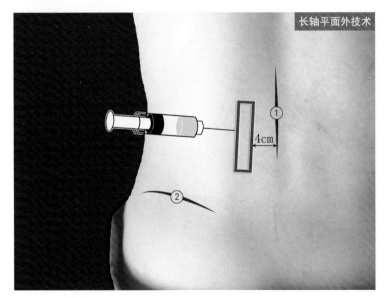

4cm

1. 脊柱中线
2. 髂嵴

☐ 超声探头

超声影像（图40-3）

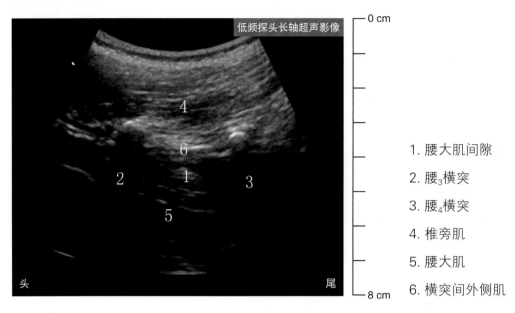

低频探头长轴超声影像

头　　　　　　　　　　尾

1. 腰大肌间隙
2. 腰$_3$横突
3. 腰$_4$横突
4. 椎旁肌
5. 腰大肌
6. 横突间外侧肌

超声影像图解（图40-4）

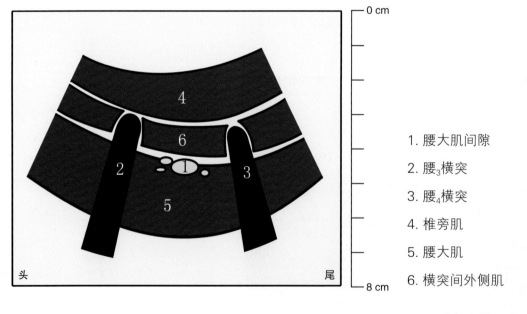

头　　　　　　　　　　尾

1. 腰大肌间隙
2. 腰$_3$横突
3. 腰$_4$横突
4. 椎旁肌
5. 腰大肌
6. 横突间外侧肌

（赵达强　张　宇　江　伟）

腰大肌间隙–短轴1

局部解剖（图41-1）

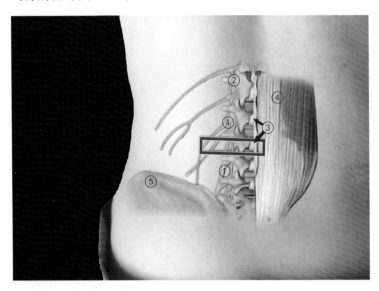

1. 腰丛

2. 腰椎横突

3. 腰椎棘突

4. 椎旁肌

5. 髂嵴

☐ 超声探头

体表定位（图41-2）

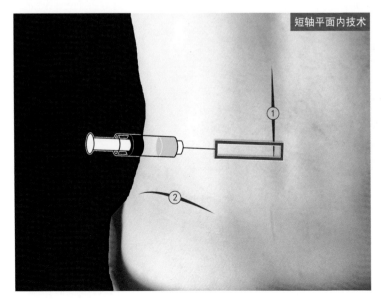

短轴平面内技术

1. 脊柱中线

2. 髂嵴

☐ 超声探头

41

超声影像（图41-3）

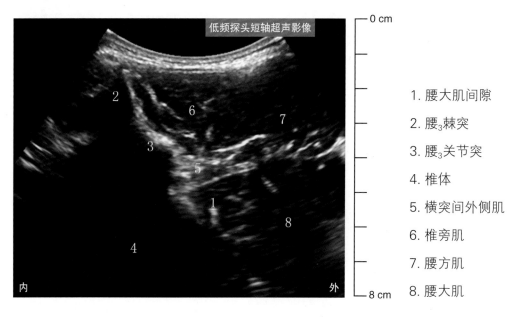

低频探头短轴超声影像

内　　　外

0 cm

8 cm

1. 腰大肌间隙
2. 腰₃棘突
3. 腰₃关节突
4. 椎体
5. 横突间外侧肌
6. 椎旁肌
7. 腰方肌
8. 腰大肌

超声影像图解（图41-4）

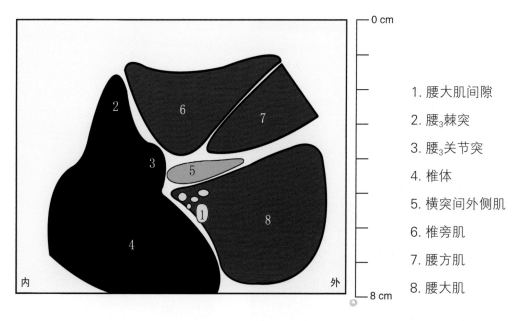

内　　　外

0 cm

8 cm

1. 腰大肌间隙
2. 腰₃棘突
3. 腰₃关节突
4. 椎体
5. 横突间外侧肌
6. 椎旁肌
7. 腰方肌
8. 腰大肌

（赵达强　张　宇　江　伟）

腰大肌间隙-短轴2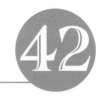

局部解剖（图42-1）

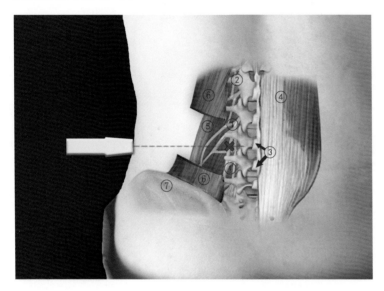

1. 腰丛
2. 腰椎横突
3. 腰椎棘突
4. 椎旁肌
5. 腰大肌
6. 腰方肌
7. 髂嵴

体表定位（图42-2）

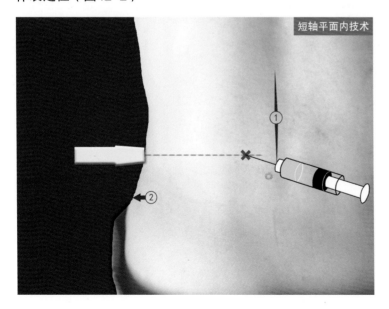

短轴平面内技术

1. 脊柱中线
2. 髂嵴与腋中线交点

超声定位步骤1（图42-3）

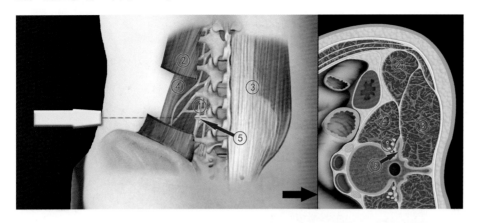

1. 腰丛
2. 腰方肌
3. 椎旁肌
4. 腰大肌
5. 腰椎横突

用低频超声探头在腋中线的髂嵴上方扫描，获得可见横突的椎体影像，横突与周围的腰大肌、腰方肌、椎旁肌形成经典的"三叶草"影像，在此平面中，可利用横突与腰大肌的位置定位腰大肌间隙。

超声定位步骤2（图42-4）

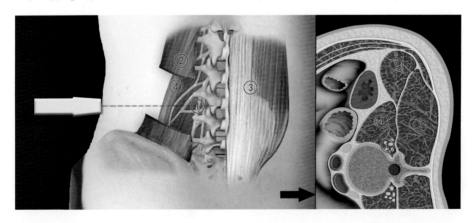

1. 腰丛
2. 腰方肌
3. 椎旁肌
4. 腰大肌

微调（平移或斜切）超声探头，可获得避开横突的影像，由于没有横突的阻挡，可在此平面内实施穿刺。

超声影像（图42-5）

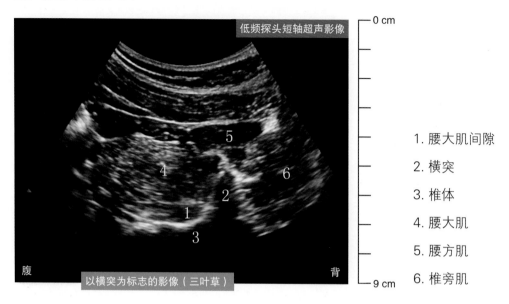

低频探头短轴超声影像

以横突为标志的影像（三叶草）

腹　背

1. 腰大肌间隙
2. 横突
3. 椎体
4. 腰大肌
5. 腰方肌
6. 椎旁肌

超声影像图解（图42-6）

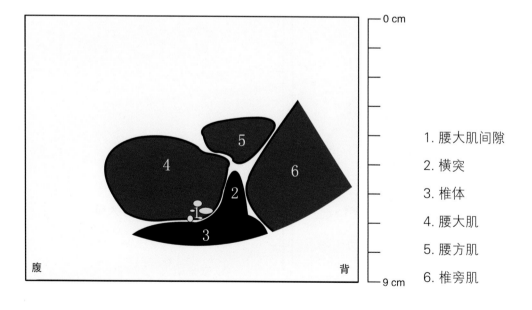

腹　背

1. 腰大肌间隙
2. 横突
3. 椎体
4. 腰大肌
5. 腰方肌
6. 椎旁肌

42

超声影像（图42-7）

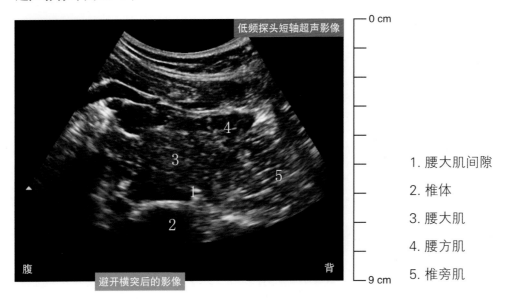

低频探头短轴超声影像

腹　背

避开横突后的影像

0 cm

9 cm

1. 腰大肌间隙
2. 椎体
3. 腰大肌
4. 腰方肌
5. 椎旁肌

超声影像图解（图42-8）

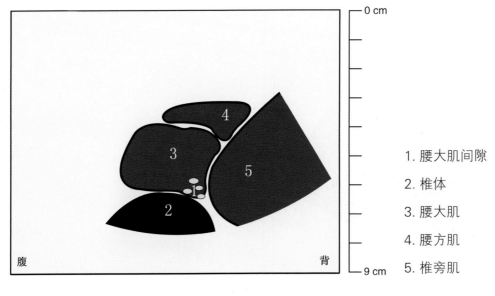

腹　背

0 cm

9 cm

1. 腰大肌间隙
2. 椎体
3. 腰大肌
4. 腰方肌
5. 椎旁肌

（赵达强　张　宇　江　伟）

骶管-短轴 43

局部解剖（图43-1）

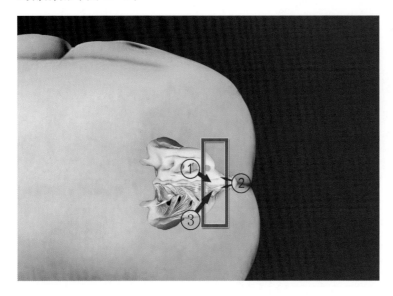

1. 骶裂孔
2. 骶骨角
3. 骶尾后浅韧带

[ ] 超声探头

体表定位（图43-2）

短轴平面外技术

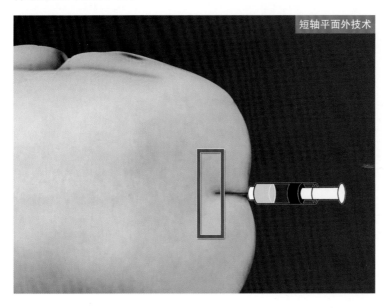

[ ] 超声探头

超声影像（图43-3）

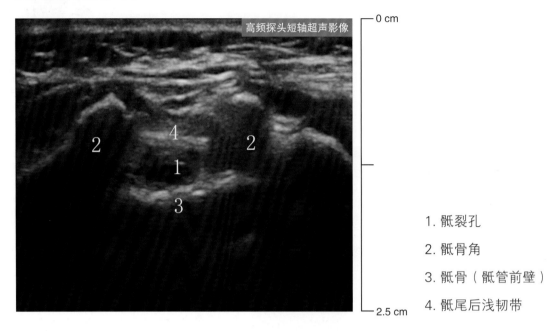

高频探头短轴超声影像

1. 骶裂孔

2. 骶骨角

3. 骶骨（骶管前壁）

4. 骶尾后浅韧带

超声影像图解（图43-4）

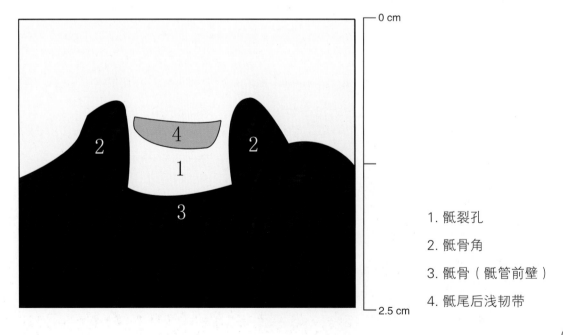

1. 骶裂孔

2. 骶骨角

3. 骶骨（骶管前壁）

4. 骶尾后浅韧带

（张　宇）

骶管−长轴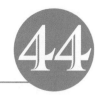

局部解剖（图44-1）

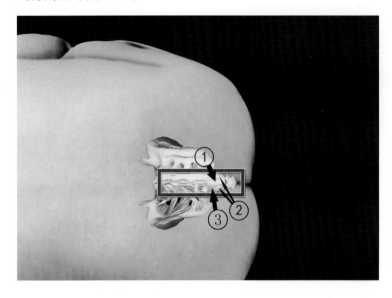

1. 骶裂孔

2. 骶骨角

3. 骶尾后浅韧带

☐ 超声探头

体表定位（图44-2）

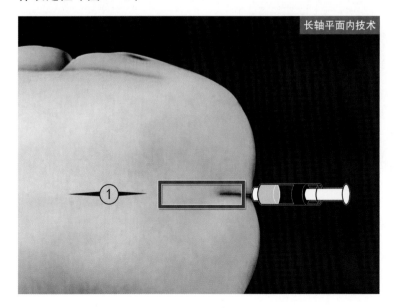

长轴平面内技术

1. 脊柱中线

☐ 超声探头

44

超声影像（图44-3）

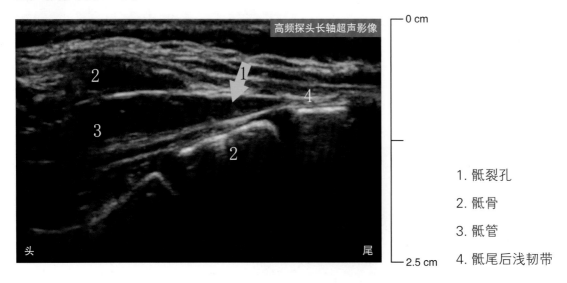

高频探头长轴超声影像

1. 骶裂孔
2. 骶骨
3. 骶管
4. 骶尾后浅韧带

超声影像图解（图44-4）

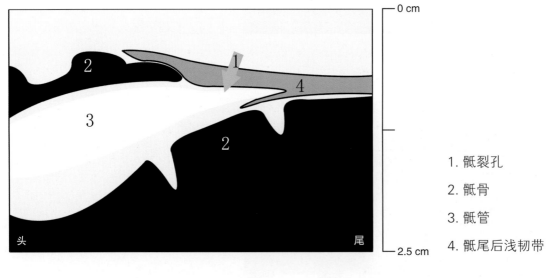

1. 骶裂孔
2. 骶骨
3. 骶管
4. 骶尾后浅韧带

（张　宇）

喉上神经 45

局部解剖（图45-1）

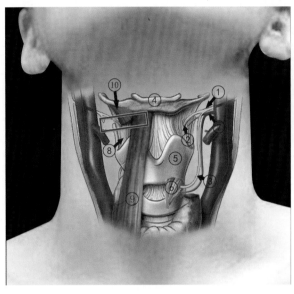

1. 喉上神经
2. 喉上神经内支
3. 喉上神经外支
4. 舌骨
5. 甲状软骨
6. 环甲肌
7. 喉上动脉
8. 甲状舌骨膜
9. 胸骨舌骨肌
10. 甲状舌骨肌
☐ 超声探头

体表定位（图45-2）

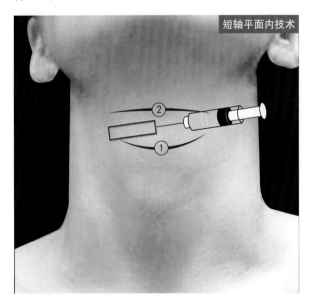

短轴平面内技术

1. 甲状软骨上缘
2. 舌骨
☐ 超声探头

45

超声影像（图45-3）

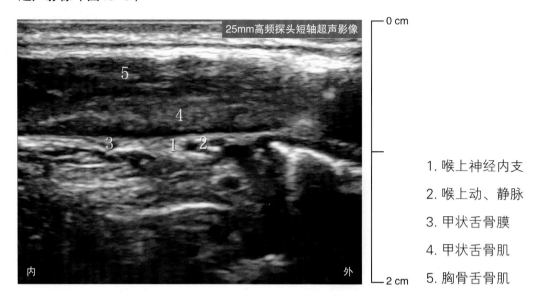

25mm高频探头短轴超声影像

内　　外

0 cm

2 cm

1. 喉上神经内支
2. 喉上动、静脉
3. 甲状舌骨膜
4. 甲状舌骨肌
5. 胸骨舌骨肌

超声影像图解（图45-4）

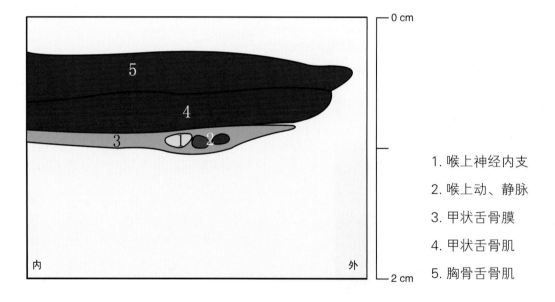

内　　外

0 cm

2 cm

1. 喉上神经内支
2. 喉上动、静脉
3. 甲状舌骨膜
4. 甲状舌骨肌
5. 胸骨舌骨肌

（赵霖霖　张　宇）

局部解剖（图46-1）

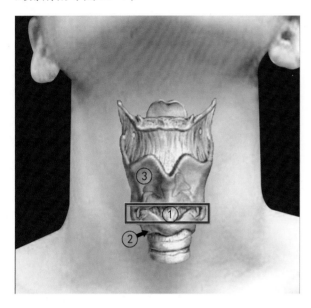

1. 环甲膜

2. 环状软骨

3. 甲状软骨

☐ 超声探头

体表定位（图46-2）

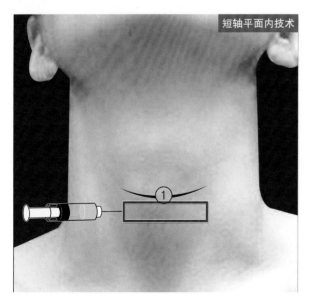

短轴平面内技术

1. 甲状软骨下缘

☐ 超声探头

超声影像（图46-3）

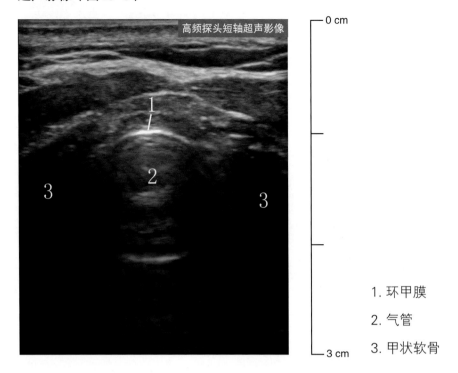

高频探头短轴超声影像

1. 环甲膜

2. 气管

3. 甲状软骨

超声影像图解（图46-4）

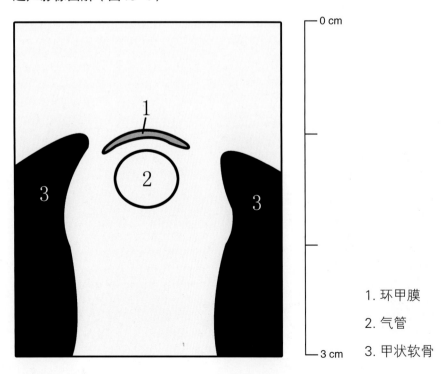

1. 环甲膜

2. 气管

3. 甲状软骨

（赵达强　张　宇）

连续肋锁间隙臂丛阻滞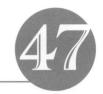

局部解剖（图47-1）

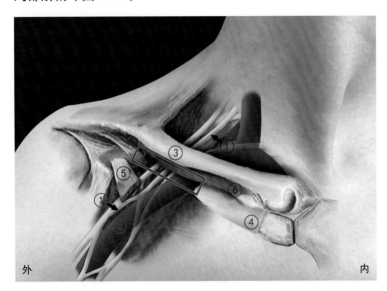

1. 臂丛
2. 腋动脉
3. 锁骨
4. 第一肋骨
5. 胸小肌
6. 锁骨下肌

▭ 超声探头

体表定位（图47-2）

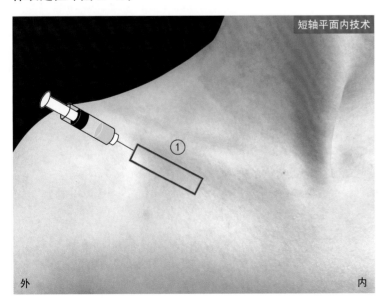

1. 锁骨中点

▭ 超声探头

　　超声探头平行于锁骨放置于紧贴锁骨中点的下方。

解剖（图47-3）

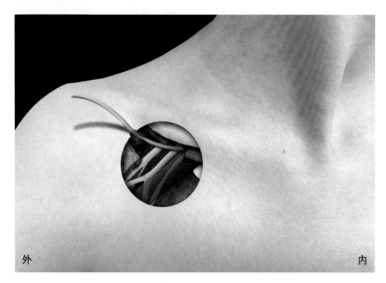

外　　　　　　　　　　　　　　　　内　　　　▢ 导管

【注意事项】

探头选择：高频超声探头

穿刺方法：短轴平面内技术

药物选择：0.2%罗哌卡因

药物容量：负荷剂量20 ml

　　　　　维持剂量5 ml/h

　　臂丛移行至锁骨下方肋锁间隙（锁骨下肌与前锯肌之间），其三束集中位于腋动脉外侧,此处是比较合适的置管入路。在三束之间建立液体空间后置入导管，可将三束神经都进行有效阻滞，同时导管穿过胸大肌和锁骨下肌，固定牢固，发生移位可能较小。

超声影像（图47-4）

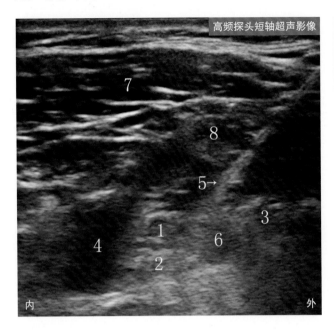

高频探头短轴超声影像

0 cm

4 cm

内　　外

1. 外侧束

2. 内侧束

3. 后束

4. 腋动脉

5. 导管

6. 局麻药液

7. 胸大肌

8. 锁骨下肌

超声影像图解（图47-5）

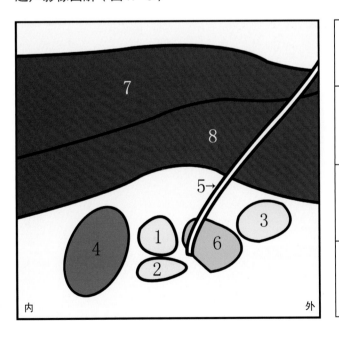

0 cm

4 cm

内　　外

1. 外侧束

2. 内侧束

3. 后束

4. 腋动脉

5. 导管

6. 局麻药液

7. 胸大肌

8. 锁骨下肌

（赵达强　张　宇）

47

连续股神经阻滞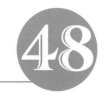

解剖（图48-1）

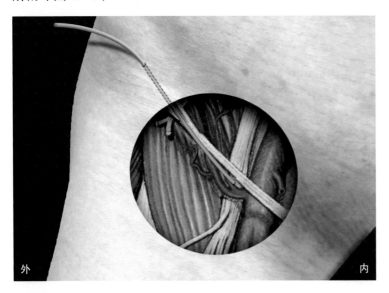

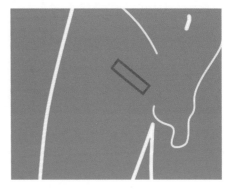

超声探头放置于腹股沟韧带股动脉体表投影处。

■ 导管　▨ 皮下隧道

【注意事项】

探头选择：高频超声探头

穿刺方法：短轴平面内技术

药物选择：0.2%罗哌卡因

药物容量：负荷剂量20 ml

　　　　　维持剂量5 ml/h

　　腹股沟韧带处股神经短轴截面有约1 cm长度，导管放置在髂筋膜下方的有效距离为1 cm左右，可以良好的缓冲，不至于因为屈髋活动而使导管脱出。导管放置时，先用负荷剂量在髂筋膜下方建立液体空间，然后将导管置入，确认导管尖端在股神经鞘内，固定导管。

48

超声影像（图48-2）

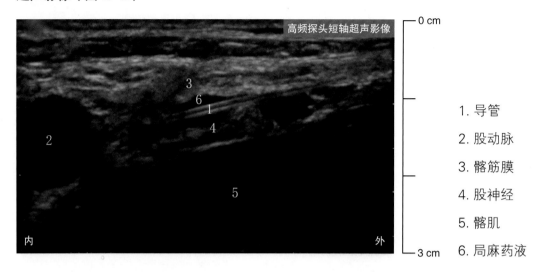

1. 导管

2. 股动脉

3. 髂筋膜

4. 股神经

5. 髂肌

6. 局麻药液

超声影像图解（图48-3）

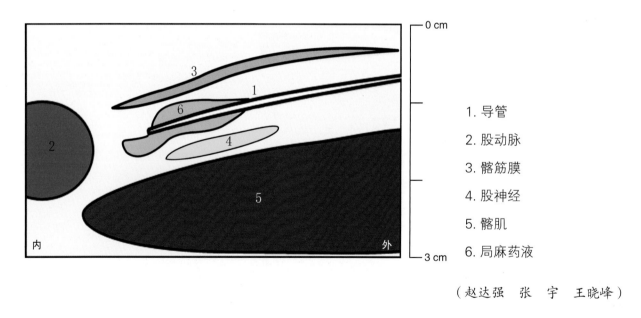

1. 导管

2. 股动脉

3. 髂筋膜

4. 股神经

5. 髂肌

6. 局麻药液

（赵达强　张　宇　王晓峰）

连续收肌管阻滞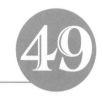

解剖（图49-1）

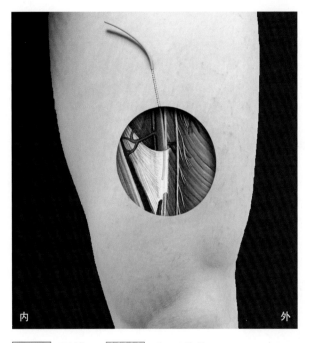

内　　　　　　　　　　　外

▊ 导管　▒ 皮下隧道

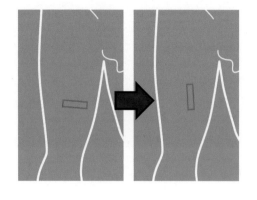

超声探头放置于大腿中段内侧，长收肌和股内侧肌之间，先采用短轴平面定位隐神经，后旋转探头至长轴平面，与隐神经走行平行。

【注意事项】

探头选择：高频超声探头	药物选择：0.2%罗哌卡因
定位方法：短轴平面	药物容量：负荷剂量20 ml
穿刺方法：长轴平面内技术	维持剂量5 ml/h

　　首先在短轴平面用负荷剂量在收肌管内建立液体空间，然后长轴显示隐神经，将导管置于隐神经表面。

49

超声影像（图49-2）

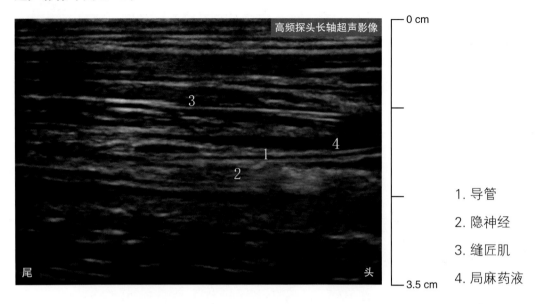

高频探头长轴超声影像

尾　　　　　　　　　头

0 cm

3.5 cm

1. 导管
2. 隐神经
3. 缝匠肌
4. 局麻药液

超声影像图解（图49-3）

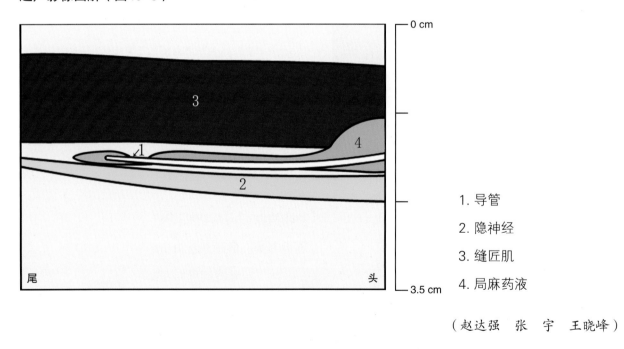

尾　　　　　　　　　头

0 cm

3.5 cm

1. 导管
2. 隐神经
3. 缝匠肌
4. 局麻药液

（赵达强　张　宇　王晓峰）

连续腘窝上坐骨神经阻滞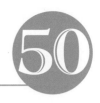

解剖（图50-1）

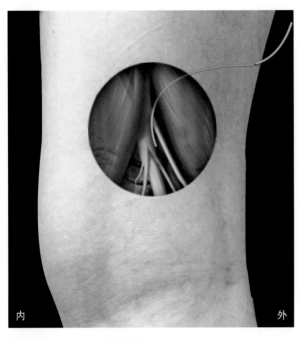

| | 导管 | | 皮下隧道 |

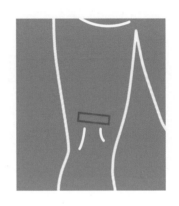

超声探头平行腘横纹放置于其上7~8 cm处。

内　　　　　　　　　　　　　　　外

【注意事项】

探头选择：高频超声探头

穿刺方法：短轴平面内技术

药物选择：0.2%罗哌卡因

药物容量：负荷剂量20 ml

　　　　　　维持剂量5 ml/h

　　从大腿外侧进针，先用负荷剂量在坐骨神经周围建立液体空间，将导管置于坐骨神经表面。大腿外侧进针有利于导管的固定，不容易在大腿活动过程中脱出。

50

超声影像（图50-2）

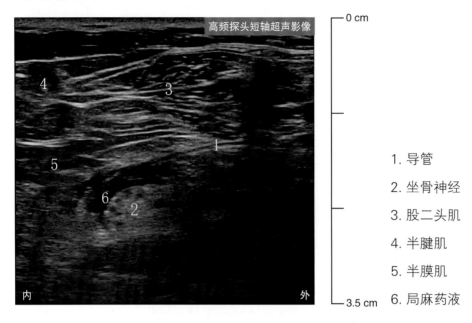

	1. 导管
	2. 坐骨神经
	3. 股二头肌
	4. 半腱肌
	5. 半膜肌
	6. 局麻药液

超声影像图解（图50-3）

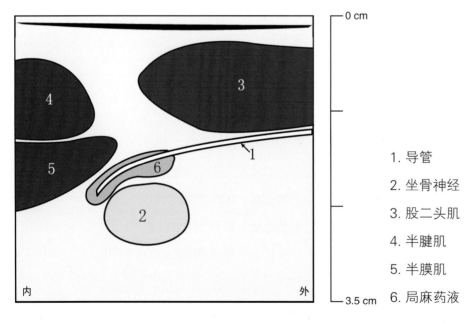

	1. 导管
	2. 坐骨神经
	3. 股二头肌
	4. 半腱肌
	5. 半膜肌
	6. 局麻药液

（赵达强　张　宇　王晓峰）

连续髂筋膜间隙阻滞

解剖（图51-1）

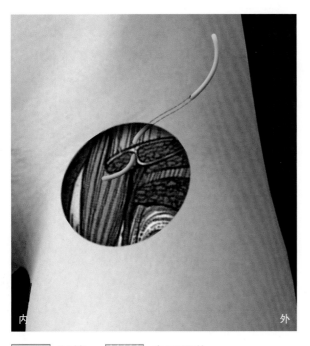

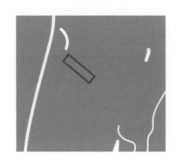

> 超声探头平行于腹股沟韧带，放置于腹股沟韧带下方髂前上棘内侧部位。

内　　　　　　　　　外

▨ 导管　▤ 皮下隧道

【注意事项】

探头选择：高频超声探头

穿刺方法：短轴平面内技术

药物选择：0.2%罗哌卡因

药物容量：负荷剂量20 ml

维持剂量5 ml/h

　　在腹股沟韧带部位，将负荷剂量局麻药注射在缝匠肌和髂肌之间的髂筋膜间隙内，建立液体空间。将导管置入液体空间内，确认导管尖端位置，局麻药在髂筋膜间隙扩散。

51

超声影像（图51-2）

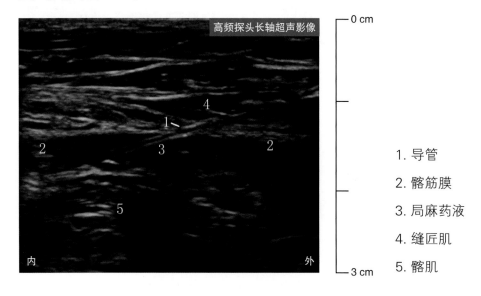

高频探头长轴超声影像

内　　　　　　　　　　外

0 cm

3 cm

1. 导管
2. 髂筋膜
3. 局麻药液
4. 缝匠肌
5. 髂肌

超声影像图解（图51-3）

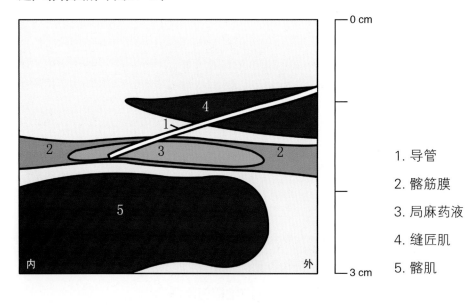

内　　　　　　　　　　外

0 cm

3 cm

1. 导管
2. 髂筋膜
3. 局麻药液
4. 缝匠肌
5. 髂肌

（赵达强　张　宇）

索引

J